老年健康知识读本

LAONIAN JIANKANG
ZHISHI DUBEN

沈旭慧 主编

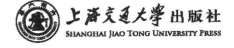
上海交通大学出版社
SHANGHAI JIAO TONG UNIVERSITY PRESS

内容提要

本书分为特殊老年疾病的关怀性触摸、老年常见疾病的防治与护理、老年恶性肿瘤的防治与护理三个章节,主要病种包括高血压、脑卒中、白内障、糖尿病、冠心病、骨质疏松等16类疾病。每一种疾病从概念、症状、发病原因、预防措施、日常保健与护理、常见误区等几个方面展开,穿插图片,贴近生活,通俗易懂。

本书可作为老人自身、老人家属及老人子女等群体的生活保健科普读物,也可作为养老机构老年护理工作者的入职培训读本、服务老年人的志愿者的志愿服务技能培训读本,以及医学、护理专业大学生的课外通识读本。

图书在版编目(CIP)数据

老年健康知识读本 / 沈旭慧主编. — 上海:上海
交通大学出版社,(2020重印)
ISBN 978 - 7 - 313 - 22141 - 4

Ⅰ. ①老… Ⅱ. ①沈… Ⅲ. ①老年人—保健—基本知识 Ⅳ. ①R161.7

中国版本图书馆 CIP 数据核字(2019)第 232374 号

老年健康知识读本

主　　编:沈旭慧	
出版发行:上海交通大学出版社	地　　址:上海市番禺路 951 号
邮政编码:200030	电　　话:021—64071208
印　　制:常熟市文化印刷有限公司	经　　销:全国新华书店
开　　本:787mm×1092mm　1/16	印　　张:9.25
字　　数:140 千字	
版　　次:2019 年 11 月第 1 版	印　　次:2020 年 8 月第 2 次印刷
书　　号:ISBN 978 - 7 - 313 - 22141 - 4	
定　　价:58.00 元	

编 委 会

前　言

2014 年元旦前夕,习近平总书记在北京考察民生工作时就提出:"我们要让所有老年人都能老有所养、老有所依、老有所乐、老有所安。"2015 年 10 月,党的十八届五中全会明确提出了推进健康中国建设的任务,将"健康中国"上升为国家战略。2016 年 2 月,习近平总书记指出:"有效应对我国人口老龄化,事关国家发展全局,事关亿万百姓福祉。要立足当前、着眼长远,加强顶层设计,完善生育、就业、养老等重大政策和制度,做到及时应对、科学应对、综合应对。此事要提上重要议事日程,'十三五'期间要抓好部署、落实。"2016 年 8 月,在全国卫生与健康大会上,习近平总书记强调:"没有全民健康,就没有全面小康"。2017 年 10 月,习近平总书记在十九大报告中再次强调:"人民健康是民族昌盛和国家富强的重要标志。要完善国民健康政策,为人民群众提供全方位全周期健康服务。""积极应对人口老龄化,构建养老、孝老、敬老政策体系和社会环境,推进医养结合,加快老龄事业和产业发展。"近年来,国家相继出台了《"健康中国 2030"规划纲要》《"十三五"国家老龄事业发展和养老体系建设规划》等一系列重大文件,对全民健康、老龄政策、养老体系、医养结合等问题都做出了明确规划。

我国人口老龄化日益严重,截至 2017 年底,全国 60 岁以上老年人口已经达到 2.41 亿,占总人口的 17.3%。湖州地处浙江北部、太湖南岸,是习近平总书记"绿水青山就是金山银山"重要思想的诞生地,也是全国首个地市级生态文明先行示范区,这里宜居乐活,是颐养圣地、长寿之乡,同时也是全国老龄化较为严重的地区之一,2017 年,全市的老年人口比例已达 24.88%。从我国国情和湖州地区的调查情况来看,"就地养老"和"就近养老"符合老年人的主流养老偏好和养老意愿,且受当前养老机构数量和规模的限制,绝大多数老人会选择社区养老或居家养老。根据《国务院关于加快发展养老服务业的若干意见》,对居家、社区和机构三种养老模式有明确的定位,居家养老是基础。"如何提高'居家养老'这一老年群体的生活质量"是一项重大课题。

湖州师范学院是一所地方本科高校,医学院和护理学院(包含护理、临

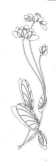

床、口腔三个专业)涵盖硕士、本科、专科三个层次。作为一所地方高校,学院高度重视服务地方工作,先后开设老年护理(定向)、临床医学(基层定向)两个校地合作人才培养项目。此外,学院还组织了大批师生团队长期开展志愿服务、教育培训、科研调查、健康咨询等工作。本书的编辑工作最早可以追溯到 2010 年,湖州师范学院医学院与湖州市老龄办、湖州市志愿者协会联合启动"空巢关爱工程",组建师生团队连续 3 年为 10 余家敬老院开展巡回健康服务活动,积累了大量老年健康服务经验,也收集了大量的数据。自 2013 年起,学院在阳光医疗服务团的框架下,正式成立阳光空巢关爱志愿服务队,将工作重心转移到特殊老人群体(失独、失能、失智、半自理、贫困户或贫困边缘户等群体)。学院与市老龄办合作,长期为湖州中心城区及周边郊区高龄特困独居老人进行健康服务和健康档案整理工作,志愿者上门为老人进行病史采集、健康信息采集、用药指导、健康宣教和心理干预等服务。

8 年来,围绕特困老人健康服务工作,本书编委会核心成员带领医学院师生志愿者先后承担湖州市慈善资金项目 1 项、中国红十字总会青少年社会实践项目 1 项、浙江省"情暖浙江·红十字志愿服务项目"培育发展计划立项资助项目(Ⅰ类)1 项、湖州市社会组织公益创投项目 2 项。累计有 1 000 余名师生志愿者,共计开展各类老年健康服务 3 万余人次,探索建立了入户健康服务"结对制"、小组工作"三三制"和精神赡养"长效制"三种机制,较为全面地了解了湖州地区老年人的基本情况、健康素养水平和实际需求。湖州师范学院阳光空巢关爱志愿服务团队先后荣获第三届全国大学生公益梦想实践大赛优胜奖、浙江省红十字奉献服务奖、浙江省优秀志愿服务集体、"2016 最美湖州人"等众多荣誉。

在长期开展老年健康公益服务工作的同时,本书编委会核心成员还特别注重发挥高校的科研优势,指导带领学生开展相关研究工作,先后获批国家级大学生创新创业训练计划项目 1 项、浙江省大学生科技创新活动计划(新苗人才计划)2 项,设计制作相关科普漫画获浙江省大学生老年护理图片设计大赛优胜奖,养老护理队伍建设相关调研成果获浙江省"挑战杯"大学生课外学术科技作品大赛二等奖,老年护理题材职业生涯规划作品获浙江省大学生职业生涯规划大赛一等奖,老年健康公益创业类作品获浙江省创新创业大赛三等奖。

2015 年,本书编委会核心成员指导学生撰写的老年健康服务公益方案,获批"情暖浙江·红十字志愿服务项目"培育发展计划第二批立项资助

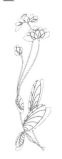

项目（Ⅰ类），依托项目资金支持，结合多年老年健康服务数据积累和分析，组织师生骨干编写《居家养老健康知识手册》，于2016年正式完成，并让广告公司排版印刷成册，共计印刷500余本，面向养老机构、学生志愿者及部分老年家属免费派发，受到高度评价。本书正是在《居家养老健康知识手册》基础上，充分吸纳各方意见反馈，对原内容进行二次修订和进一步完善形成的。

　　本书综合考虑湖州地区老人疾病的发病率、老人及家属对病种的关注度、病种本身的危害度，以及权威部门的统计数据，围绕"科学性、实用性、通俗性"原则进行编写。全书共分三个章节，分别为特殊老年的关怀性触摸、老年常见疾病的防治与护理、老年恶性肿瘤的防治与护理，其中关怀性触摸技术为本书原创内容。主要病种包括高血压、脑卒中、糖尿病、冠心病、消化性溃疡、老年痴呆、慢性支气管炎、白内障、类风湿性关节炎、骨质疏松、膝关节骨关节炎、前列腺增生、髌骨骨折、肺癌、肝癌、胃癌16类疾病。每一种疾病均从概念、症状、发病原因、预防措施、日常保健与护理、常见误区等几个方面展开，中间穿插图片，内容贴近生活，通俗易懂。本书特别适合老人自身、老人家属、老人子女等群体，养老机构老年护理工作者，服务老年人的志愿者，以及医学、护理专业大学生阅读。

　　本书在前期酝酿过程和实际编写过程中，除湖州师范学院医学院、护理学院和本书编委会成员外，还有一大批集体和个人都给予了极大的支持和帮助，包括中国红十字总会、浙江省红十字会、湖州市红十字会、湖州市老龄办、湖州市慈善总会、湖州市吴兴区南太湖居家养老服务中心等单位及其相关领导和工作人员，以及湖州师范学院医学院阳光医疗服务团1 000余名优秀的大学生志愿者等。此外，拥有近20年基层护理工作经验的山东省威海市文登区葛家镇中心卫生院董朝霞女士对本书给予了很多的指导意见，并参与了本书的撰写与校对工作。在此，对上述集体和个人一并表示最真挚的谢意！

本书编委会
2019年5月

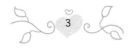

目　录

第一章　特殊老年的关怀性触摸 ………………………………………（1）

　　第一节　特殊老年的状况 …………………………………………（1）

　　第二节　关怀性触摸的发展 ………………………………………（4）

第二章　老年常见疾病的防治与护理 …………………………………（11）

　　第一节　高血压 ……………………………………………………（11）

　　第二节　脑卒中 ……………………………………………………（21）

　　第三节　糖尿病 ……………………………………………………（27）

　　第四节　冠心病 ……………………………………………………（36）

　　第五节　消化性溃疡 ………………………………………………（43）

　　第六节　老年性痴呆 ………………………………………………（51）

　　第七节　慢性支气管炎 ……………………………………………（56）

　　第八节　白内障 ……………………………………………………（63）

　　第九节　类风湿性关节炎 …………………………………………（68）

　　第十节　骨质疏松 …………………………………………………（73）

　　第十一节　膝关节骨关节炎 ………………………………………（82）

　　第十二节　髌骨骨折 ………………………………………………（90）

　　第十三节　良性前列腺增生 ………………………………………（97）

第三章　老年恶性肿瘤的防治与护理 …………………………………（103）

　　第一节　肺　癌 ……………………………………………………（103）

　　第二节　肝　癌 ……………………………………………………（109）

　　第三节　胃　癌 ……………………………………………………（118）

附　录 ……………………………………………………………………（124）

　　附录一　《中国公民健康素养——基本知识与技能（2015 年版）》

　　　　　　（新版"健康素养 66 条"）………………………………（124）

　　附录二　《中国老年人健康指南 36 版》……………………………（128）

参考文献 …………………………………………………………………（131）

第一章　特殊老年的关怀性触摸

人口老龄化是全世界都面临的问题,尤其是我国,现已成为世界上唯一老年人口超过 1 亿的国家,并形成了 5 个鲜明的特点:①高龄老人增多,且罹患一种以上慢性病;②独居、空巢老人增多,且伴有无聊、孤独、失落感;③失能老人逐渐增多,且出现抑郁等精神心理问题;④贫困的失能老人难以支付机构养老的高额费用;⑤老年人成为中国自杀率最高的人群。高龄、独居、空巢、失能、贫困五类特殊的老年人群特别需要全社会给予高度的重视与关怀。

对此,国家出台了《中华人民共和国老年人权益保障法》,制定了特殊老年的相应赡养、福利等保障政策。但我国在老年人长期照护方面仍然存在三大短板(即资金、人力和服务)中的人力与服务问题,一时难以解决,尤其是社区家庭护理员缺乏护理专业知识和技能,面对老年人的身心问题,感觉力不从心,造成“老人不满意,子女不放心”的局面。有鉴于此,作为培养医学护理专业人才的高等院校,基于国家提出“政—产—学—研”结合开展学术研究的号召,8 年来,湖州师范学院与湖州市卫生局(现湖州市卫生健康委员会)、爱山社区、康复医院、红丰社区养老院合作创建了特殊老年关怀性触摸疗愈模式,从解决老年人常见的精神心理问题入手,达到心身康复、生命整体和谐的目的。与此同时,培养锻炼护理专业大学生的人文关怀品质、关怀疗愈能力与科学研究能力。

第一节　特殊老年的状况

我们采用 Brink 等人创制的《老年抑郁量表》(*The Geriatric Depression Scale*,GDS)和肖水源的《社会支持评定量表》(*The Social Support Rate Scale*,SSRS)对湖州市城乡社区 99 名老年人进行了调查。老年人平均年龄(76.9±9.7)岁,80 岁及以上 48 人,80 岁以下 51 人;男性 29 人,女性 70 人;丧偶 62 人,未婚 4 人,有偶 33 人;不和子女同住的 76 人,和子女

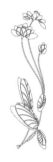

同住的 23 人;完全自理 69 人,轻度失能 14 人,中度以上失能 16 人;每月补贴 200 元及以上 70 人,每月补贴 200 元以下 29 人。

一、特殊老年的身心状况

特殊老年常罹患一种以上的慢性病,主要是关节炎、高血压、糖尿病、冠心病等。老年人身体各项功能逐渐退化,如牙齿脱落、眼花、视力下降甚至近乎失明、过敏等,心理上感到孤独、失落和没有希望,如老年人常讲:"由于缺乏精神上的娱乐,感到孤独和失落","一个人心理上感觉到很冷清、很无聊、很孤单、没有希望。"

特殊老年抑郁状况的调查结果显示:①湖州市老年轻度抑郁发生率为 35.4%,显著高于某山区农村老人 22.1% 的发生率。②抑郁与独居、高龄、贫困的关系不大,"独居"与"非独居"老人 GDS 得分无显著性差异($t=0.639, P=0.524$),"高龄"与"低龄"老人 GDS 得分无显著性差异($t=0.739, P=0.430$),"贫困"与"非贫困"老人 GDS 得分也无显著性差异($t=0.241, P=0.810$)。③抑郁与失能的关系较大,尤其是贫困老人的失能,因为"中度以上失能""轻度失能"与"非失能"老人 GDS 得分有显著性差异($F=3.867, P=0.039$),"失能"与"贫困"之间的相关分析($\chi^2=6.416, P=0.036$),且失能老年 GDS 的应答模式中 4 条有统计学差异:即第 2 条"你是否已放弃了许多活动与兴趣?"、第 8 条"你是否害怕会有不幸的事情落到你头上?"、第 5 条"你觉得未来有希望吗?"和第 19 条"你觉得生活令人兴奋吗?"

二、特殊老年的社会支持状况

(1)湖州市 99 名老年人的社会支持水平均分为(34.00 ± 8.130)分,低于国内常模(44.34 ± 8.38)分,具有统计学差异($P<0.01$)。

(2)社会支持没有偏重于独居、高龄老年人,因为独居老人得分(31.26 ± 8.066)分显著低于非独居老人得分(38.52 ± 6.044)分,组间比较有统计学差异($U=172.000, P<0.001$);高龄老人得分(31.42 ± 7.923)分显著低于低龄老人得分(35.68 ± 7.920)分,组间比较也有统计学差异($U=277.500, P=0.014$)。

(3)对贫困、失能老人的社会支持不足,因为贫困老人得分(34.62 ± 6.748)分与非贫困老人得分(33.44 ± 9.280)分比较差异无统计学意义($U=401.500, P=0.366$);中度及以上失能得分(28.80 ± 11.584)分、轻度

失能得分(35.30±8.220)分与非失能得分(34.28±7.696)分相比差异无统计学意义($U=2.307,P=0.316$)。

三、特殊老年的身心需求

我们又通过质性访谈了解了湖州市三县二镇社区46名老年人的健康状况,其中男性16名,女性30名;年龄在65～90岁;80%为独居空巢老人,50%为高龄老人,90%为农村户口,60%为文盲。

(1)最需要的:老年人第一个需要的是心理上的爱与归属,如老年人最羡慕"一家团圆",愿望是"有个人陪陪,不然哪天死了也没人知道";"只要陪我坐一会儿,聊两句就好";"什么都不缺,就缺个人陪我聊聊天"。其次是身体健康的需要,如老年人常说:"病少生生,感冒少一点,就足够了";"没病没灾,不是累赘,不是麻烦,就知足了"。

(2)最希望的:人文素质高,如"一直阿公阿公地叫我,素质高呢";"耐心,轻柔,主动陪伴";"很有责任心,很善良,很勤快,很用心地付出";"态度好,职业道德也很高";"护士最重要的还是态度"。

(3)最重视的:①关怀:老年人认为最好的关怀就是自我关怀,同时也是全方位的,有服务机构内部的群体关怀、社会范围内的人际关怀、客观环境和经济方面的关怀。老年人眼中的群体指的是医护人员、清洁人员、工作人员、前同事、现同伴、大学生志愿者、电视节目等。他们希望能得到来自各方的关怀。老年人还特别谈到与大学生志愿者的交流,很开心地说:"我认为志愿者来是好的。我孙女不在这儿,他们来可以让我得到一些安慰。""我们交流的话题也很广泛。为什么呢? 我们把自己知道的及看法想法都说出来,跟你们交流,你们也把自己的想法讲来跟我们交流。"②人文关怀:一方面是多陪伴、多交流、多理解,包括医保政策、科学的治病方法、健康卫生医疗知识的交流;另一方面是多关注老年人的健康,让他们体会到家人般的爱和归属感。如对不同文化程度的老年人要特别注意尊重,对不同地域差异的老年人要特别注意风俗习惯,对不同身体状况的老年人要特别注意运动方式,对不同疾病类型的老年人要特别注意护理方式。一位老年人曾这样说:"不同经济条件的,有贫富差距的更应引起关心。你要关心他们的医疗知识,注意到他们在这方面的弱点,帮助他们认识这个问题,重视健康与卫生。他们自己不重视,也没有钱去看,结果呢,酿成大祸,病重了,生癌了,才去看,来不及了,去也没用了。"

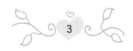

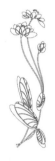

第二节　关怀性触摸的发展

　　关怀性触摸是由我校关怀性触摸研究团队主创人通过前期研究认识的人文关怀八大要素与我国传统中医穴位按摩相整合而形成的,是能够促进整体身心健康的一项疗愈技术。关怀性触摸是在操作者真正体验到对方关怀需求的前提条件下,确定关怀行为和表达方式而进行的接触,其中需要操作者具备关怀体验能力、关怀行为能力和中医穴位按压及按摩能力,只有这样才能发挥疗愈的应有效果。关怀体验能力包括行为观察、同理体验、专业感悟与情感分析,而关怀行为能力包括情感沟通、精神支持、人际协调与问题解决。

一、关怀

　　1. Jean Watson 关怀理论

　　关怀(caring)是护理的精髓,痊愈(healing)是关怀的结局。美国著名护理理论家 Watson 在其理论中提出"治疗(curing)"是医学术语,疾病通过治疗而康复(recovery);而"关怀(caring)"是护理学的术语,病人通过关怀而痊愈(healing)。①和谐境界是护理的目标:护理的目标是通过健康照护促进个体达到"身体、心理、心灵的最高和谐境界,从而实现自我知识(self-knowledge)、自我尊重(self-reverence)、自我照护(self-care)、自我疗愈(self-healing),同时允许个体差异的存在"。②关怀疗愈的方法:有音乐、诗歌、触摸、环境、故事、日志、旅游等。③关怀疗愈的条件:Watson 提出人文关怀(human caring)是护士的一种价值观或态度。人文关怀通过有意愿、有目的、有责任的具体行为得以证实,护士需要掌握十大关怀要素(caritive factors),并运用到护理程序的实践中。

　　2. 张秀伟等构建的护士人文关怀品质结构理论模型

　　护士想要将 Watson 理论的十大要素运用于临床实践,必须具备以人文关怀理念或价值观为核心的人文关怀品质。护士人文关怀品质结构理论模型包括 4 个一级要素、8 个二级要素和 22 个三级要素。其中,4 个一级要素即人文关怀理念、人文关怀知识、人文关怀能力和人文关怀感知,而人文关怀能力包括行为观察、同理体验、专业感悟、情境分析、情感沟通、精

神支持、人际协调和问题解决能力 8 个三级要素,人文关怀感知包括护理对象的感知(安全信赖感、认同希望感、温暖和谐感)和护士自身的感知(职业成就感、道德愉悦感、向善使命感)。

(1)评估患者关怀需求。通过行为观察、同理体验、专业感悟和情境分析四种体验进行评估。①行为观察:指护士通过观察老年人的语言或非语言行为反应以体验其关怀需求;②同理体验:护士从老年人的角度体验和理解其思想、情感与行为等方面的关怀需求;③专业感悟:护士从健康的角度出发感知、体验与领悟老年人身心等方面的关怀需求;④情景分析:护士通过了解老年人原来的社会角色、文化背景及个性特征等,分析其内在的关怀需求并确定行动方式。

(2)确定关怀表达方式。通过情感沟通、精神支持、人际协调和问题解决四种行为进行关怀。①情感沟通:护士运用各种语言或非语言表达方式,与护理对象分享彼此的思想、情感及愿望,使护理对象感受到被关注和被理解,从而缓释心理压力;②精神支持:护士运用正性情绪、积极观念感染与激励老年人,使其产生与疾病抗争、恢复健康或适应环境、带病健康生活的信心;③人际协调:护士协调自身与老年人及其家庭成员和其他相关人员之间的关系,创建和谐的人际环境;④问题解决:护士采取符合老年人文化背景需求的方式,帮助其解决关怀需求方面的问题,促进其生命整体和谐与健康。

二、触摸

1.触摸的原理

触觉感受器将接收到的触摸信号传递到大脑,大脑调控身体释放出类吗啡物质,并通过感觉、血液、神经传导系统输送到全身各个部位,从而起到兴奋人的精神、缓解疼痛等作用。

触觉是所有感觉器官中最基础的,也是人体中第一个发育起来的感觉器官。平均每平方毫米的肌肤里就会有 700 个感受器,每平方英寸(1 英寸≈0.0254 米)的皮肤里大约有 15 英尺(1 英尺≈0.3048 米)的血容量和 72 英尺的神经末梢。

2.触摸的作用

让人感觉舒适、安静,获得安全感;减少孤独、社会隔离感;促进血液循环,减慢心率和舒张压,降低头晕、头痛和其他部位疼痛,改善睡眠;减弱人

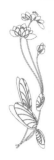

的紧张、焦虑、烦躁、愤怒和敌意等不良情绪。

3.触摸的常见穴位

人体触摸的常见穴位如图1-1所示。

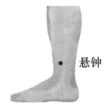

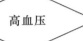
高血压

外踝尖上3寸,腓骨前缘

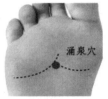

足底(不包括足跟)前、中1/3
交界处, 第2、3 趾关节后
方,当蹲足时呈现凹陷处

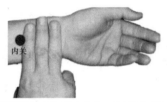

腕横纹正中直上2寸,两筋之间

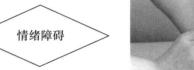
情绪障碍

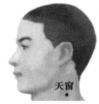

内踝尖上3寸,胫骨后缘

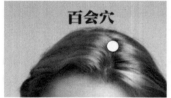
百会穴

后发际正中上7寸,头顶正
中线与两耳尖连线交点外

脑血管疾病后
肢体活动障碍

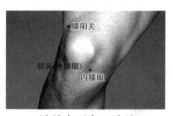

颈外侧部、下颌角下,扶突
穴后,胸锁乳突肌后缘处

昆仑

风湿性关节炎后
肢体活动障碍

外踝后下方凹陷处

髌骨尖两旁凹陷处

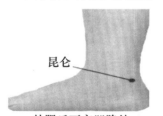
关冲穴

无名指尺侧端,距指甲角0.1寸

头痛、下颌痛、
肩背痛、肘痛等

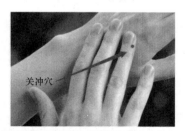
通天穴

当前发际正中直上4寸,再旁开1.5寸

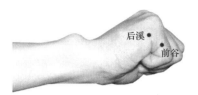
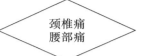

颈椎痛
腰部痛

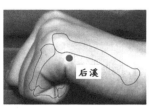
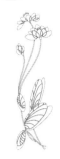

第5指掌骨侧远侧掌横纹头赤白肉际

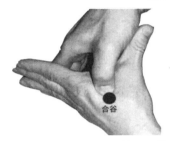

牙痛

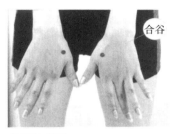

第1、2掌骨之间，在第2掌骨的中点，桡侧边缘边

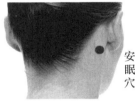

安眠穴

失眠

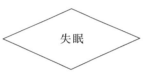

翳风穴与风池穴之间

仰掌，腕横纹尺侧端上方凹陷处

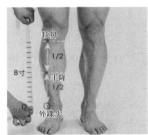

高血脂

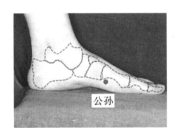

丰隆穴在小腿前外侧，外踝尖上8寸，
条口穴外，距胫骨前缘二横指(中指)

足内侧，第1跖骨基底
前下凹齿白肉际

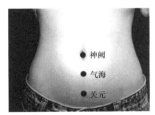

糖尿病

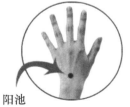

气海穴处于前正中线上，
脐中下1.5寸

阳池
手腕关节背面，第4掌骨向上
到腕关节横纹凹陷处

图1-1 人体触摸的常见穴位

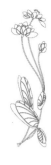

三、关怀性触摸的目的

（1）生理：有利于了解老年人的病情，有利于诊断和治疗，如促进血液循环、减慢心率、降低舒张压和缓减疼痛。

（2）心理：让人感觉舒适、安静，获得安全感，有利于心情改善、舒畅和释缓心理压力。

（3）人际：拉近人与人之间的心理距离，使人与人之间关系相处得更融洽、和谐。

（4）精神：给人信念、价值感，产生信心。

（5）进入未来医护角色：有利于将来做老年人疾病治疗的心理咨询者、健康教育者、人际协调者和关怀照顾者等。

四、关怀性触摸的程序与20句口诀

1. 程序：先进行关怀性交流，再提出访谈问题或进行触摸

（1）先进行关怀性交流：由社区、机构工作人员引荐，先介绍自己及来意，并肯定老人的价值，然后从嘘寒问暖开始，边问边观察、倾听、感受、体悟和分析老年人语言的内涵，发现同理处加以表达，如"我的奶奶也经常头痛"，发现优点或特长加以肯定、分享，如让老人叙述以往的光荣事迹。

（2）提出访谈问题或进行触摸：主要是围绕老年人对关怀、触摸的理解和喜好而谈，每次一个主题，也可以围绕与老年人疾病相关的"健康卫生知识""医保政策"和"治病治疗经过、方法"进行访谈。

（3）边触摸，边关怀：如选择适合失能老年个体健康状况需要的、科学的穴位进行触摸按压。有的老年人半侧肢体不能活动，需要经常询问施力力度如何、是否舒适或有无酸麻胀痛的感觉，要量力而行，并教会老年人自我按压方法，下次干预时询问其实施情况。

2. 关怀性触摸的20句口诀

情感沟通口诀：善于询问，体察入微；懂得倾听，同理表达；换位思考，专业感悟；深入分析，解释要点；遇到困境，道歉为先。

精神支持口诀：正性情绪，正确观念；有意修养，不断呈现；发现长处，时时肯定；记住好处，常常表述；提高层次，引向超我。

人际协调口诀：患者中心，敬重生命；行动在先，语言在后；人皆有错，包容短处；人皆有苦，担当难处；履行天职，引向超我。

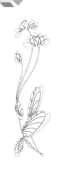

问题解决口诀:文化探寻,对准需求;触摸之前,引起兴趣;触摸之时,赋予意义;量力而行,喜乐就好;触摸之后,感谢减压。

3.注意事项

(1)访谈时注意选择适合老年人文化需要的语言表达方式和相应内容进行交流。重点牢记访谈、触摸干预的目的是让老年人感受到家人般的爱,获得人文关怀感知,同时在爱的氛围中减轻抑郁、疼痛等心身症状。

(2)在给予老年人关怀的过程中,不能忘记让老年人自己也学会独立、简单的操作,促进其获得自我疗愈能力,如每次关怀触摸时,教老年人牢记一个穴位,并每天按压练习3分钟,下一次交流时予以鼓励。

五、关怀性触摸的应用效果

湖州师范学院36名接受过培训的护生对36名失能老人(其中22名为重度抑郁患者、14名为轻度抑郁患者)进行了为期6个月的一对一关怀性触摸。

1.具体内容

(1)干预前护生通过阅读结对老人的健康档案,详细了解其身心状况,选择与失能老年人身心状况合适的穴位进行触摸按压。

(2)观察老人的表情、眼神、动作及周边环境后,从老人角度出发理解其思想、情感与行为,利用自身的专业敏感,结合具体情境综合分析老人目前的状况。

(3)通过语言与非语言方式主动介绍、细心解释、亲切问候老人目前的生理不适,耐心倾听,同理表达,征求老人同意后进行关怀性触摸。

(4)通过正例引导、正向激励、肯定优点等方式,赞美肯定老人身边的人,以拉近距离,促进其情感表达。

(5)触摸后,主动询问患者的体验、感受与建议,并做好相关记录,以便及时调整关怀性触摸治疗过程。

(6)离开前,表达自己的感谢,给予相关叮嘱。同时,对实施全过程进行录音,并书写人文关怀日记。

2.实际效果

干预前后,对失能老人和护生分别采用《老年抑郁量表》(*The Geriatric Depression Scale*,GDS)和《护士人文关怀品质量表(护生版)》进行测量。结果显示干预后失能老人的GDS得分低于干预前,护生的人文关怀品质

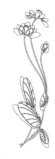

评价量表得分优于干预前,差异均有统计学意义($P<0.05$)。

(1)特殊老年感知。①安全信赖感。"你们那么善良,那么亲切";"觉得你们挺好的"。②认同希望感。护生说:"我很高兴能帮到你。"老奶奶笑着说:"如果以后的护士都像你这么关心老人就好了!"护生说:"嗯,好的,我一定会努力做个关心老人的好护士!"老奶奶握住了护生的手。③温暖和谐感。"跟你们说说心里话,蛮高兴的";"你们来陪我聊聊天,我真的很开心";"如果护士能下乡来走走,在我们老人看来也会开心的,因为看到年轻的护士,就会想到自己的孙女外孙,也挺好的"。

(2)大学生感知。①职业成就感:"通过与他们交流,可以缓解他们的孤独和害怕,使他们得到精神上的安慰";"经过访谈,让我感受颇多,病人的心态一半是靠自己,或许靠护士更多一些吧,护士接触病人的时间比医生多。人在生病的时候会变得非常脆弱,这时候护士的关怀是必要的,护士或许可以成为病人的精神支柱"。②道德愉悦感:因帮助到老人而感到快乐,"在老人生病时,虽然在治愈疾病的很多地方还是帮不了忙,但能做一点便是一点,当看到老人们舒心的笑容时,自己内心也会得到满足"。③向善使命感:因感知到老人的需要而愿意付出,"这一次的访谈给我的感觉就是老人太孤单,回家看到自己的奶奶坐在门口,我立马过去,即使没有话讲,也会陪她一起坐坐,或者扶着她散散步"。

通过大学生志愿者多年来对特殊老年人群的关怀性触摸项目实施,我们构建了一种新型且双赢的关怀性触摸养老服务模式。新型是针对居家养老、机构养老等模式而言的,是"政产学研"结合的高校服务地方的养老服务模式,为国家长期照护服务增添了人力资源,培养了专业人才。双赢是针对产出而言的,对于特殊老年群体,满足了他们最渴望的爱与归属的需要,也缓解了他们无聊、孤单、抑郁等精神心理症状,而对于医学护理专业大学生,培养了他们今后入职最应具备的人文关怀品质,同时也使他们掌握了关怀疗愈的方法和提高了科学研究的能力。

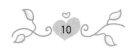

第二章 老年常见疾病的防治与护理

第一节 高血压

高血压在老年人中的发病率高,占 40%～45%,作为一种慢性非传染性疾病,也是我国患病率较高、致残率较高及疾病负担较重的慢性疾病。尽管近些年我国人群的高血压知晓率、治疗率、控制率已有改善,但仍处于较低水平。全球疾病负担研究显示:中国人群因高血压造成的伤残调整寿命年(disability-adjusted life year,DALY)高达 3 794 万人年,占总 DALY 的 12.0%,占心血管病总 DALY 的 63.5%;其中,伤残损失寿命年(years lived with disability,YLD)为 3557 万人年,早逝损失寿命年(years of life lost,YLL)为 236.5 万人年,分别占心血管病 YLD 的 50.1% 和 YLL 的 64.5%,是心血管病负担的首位风险因素。全国每年因血压升高所致的过早死亡人数高达 200 余万,每年直接医疗费用达 366 亿元。2016 年,我国一项发表于《美国医学会杂志》(*The Journal of the American Medical Association,JAMA*)的队列研究结果显示,中国高血压患者治疗后的血压达标率为 29.6%。高血压作为心脑血管病最危险的因素,流行态势严重,其主要并发症如脑卒中、心肌梗死、心力衰竭及慢性肾脏病等致残致死率高,严重消耗医疗和社会资源,给家庭和社会造成沉重负担,已成为我国一项重要的公共卫生问题(见图 2-1)。

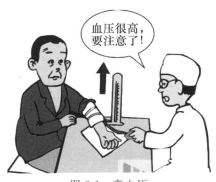

图 2-1 高血压

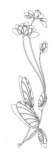

一、什么是高血压

高血压是一种以动脉血压持续升高为特征的进行性"心血管综合征"，常伴有其他风险因素、靶器官损害或临床疾患，需要进行综合干预。高血压水平定义及分类如表 2-1 所示。

表 2-1 高血压分类

分　类	收缩压（mmHg）		舒张压（mmHg）
正常血压	<120	和	<80
正常高值	120～139	和（或）	80～89
高血压	≥140	和（或）	≥90
1 级高血压（轻度）	140～159	和（或）	90～99
2 级高血压（中度）	160～179	和（或）	100～109
3 级高血压（重度）	≥180	和（或）	≥110
单纯收缩期高血压	≥140	和	<90

2017 年 11 月 13 日，备受关注的《2017 美国成人高血压预防、检测、评估和管理指南》（以下简称《指南》）在美国心脏协会（American Heart Association，AHA）科学年会上正式发布。《指南》最大的变化就是重新定义高血压的标准，高血压被定义为≥130/80mmHg。根据此定义，美国高血压患病率由 32％升至 46％。同时，《指南》定义血压 120～129/<80mmHg 为血压升高（elevated blood pressure），130～139/80～89mmHg 为 1 级高血压，≥140/90mmHg 为 2 级高血压。取消了之前的高血压前期（120～139/80～89mmHg）的概念。

根据 1999 年《WHO/ISH 高血压防治指南》对老年高血压的定义：年龄≥60 岁、血压持续或 3 次以上非同日坐位收缩压≥140mmHg 和（或）舒张压≥90mmHg。

老年单纯收缩期高血压（isolated systolic hypertension，ISH）的定义：收缩压≥140mmHg，舒张压<90mmHg。

患者既往有高血压史，目前正在服用抗高血压药，血压虽低于 140/90mmHg，也应诊断为高血压。高血压又可以分为继发性高血压和原发性高血压。由某些疾病引起的血压增高称为继发性高血压，占高血压的 5％～10％，如原发性醛固酮增多症、肾血管性高血压等，去除病因后高血压可痊愈。原因不明的高血压称为原发性高血压，大多需要终身治疗。高血压常伴随的临床疾患如表 2-2 所示。

表 2-2　高血压常伴随的临床疾患

伴随的临床疾患	具 体 症 状
脑血管病	脑出血、缺血性脑卒中、短暂性脑缺血发作
心脏疾病	心肌梗死、心绞痛、冠脉血运重建、充血性心力衰竭
肾脏疾病	糖尿病肾病、肾功能受损、血肌酐[男性＞133mol/L(1.5mg/dL)；女性＞124mol/L(1.4mg/dL)]、蛋白尿(＞300mg/24h)
外周血管疾病	—
视网膜病变	出血或渗出、视乳盘水肿
糖尿病	空腹血糖≥7.0mmol/L(126mg/dL)、餐后 2 小时血糖≥11.1mmol/L(200mg/dL)、糖化血红蛋白(HbA1c)≥ 6.5%

二、高血压的特点

总体特点：收缩压增高为主；脉压增大；血压波动大；易发生直立性低血压；常见血压昼夜节律异常；常与多种疾病并存，并发症多；易出现诊室高血压；继发性高血压容易漏诊。

三、为什么老人易得高血压

高血压的发病机制尚未明确，研究认为与遗传和环境因素有关。大部分高血压的发生与环境有关，主要指不良生活方式。高血压危险因素较多，比较明确的是超重/肥胖或腹型肥胖、高盐饮食、吸烟、长期过量饮酒、长期精神过度紧张等可改变因素，而性别、年龄和家族史是高血压不可改变的危险因素（见图 2-2）。

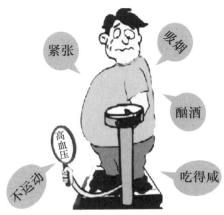

图 2-2　高血压的危险因素

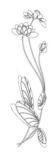

四、如何预防老年高血压

(一)减少钠的摄入

钠盐可显著升高血压及增加高血压的发病风险,而钾盐则可对抗钠盐升高血压的作用。我国各地居民的钠盐摄入量均显著高于目前世界卫生组织每日应少于 6 克的推荐量,而钾盐摄入则严重不足。因此,所有高血压患者均应采取各种措施,尽可能减少钠盐的摄入量,每人每天不超过6 克,并增加食物中钾盐的摄入量(见图 2-3)。

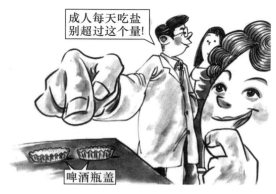

图 2-3　盐的摄入

(二)控制体重

超重和肥胖是导致血压升高的重要原因之一,而以腹部脂肪堆积为典型特征的中心性肥胖,还会进一步增加高血压等心血管与代谢性疾病的风险,适当降低体重,减少体内脂肪含量,可显著降低血压。

(三)不吸烟

吸烟是心血管病和癌症的主要危险因素之一。被动吸烟也会显著增加心血管疾病危险。吸烟可导致血管内皮损害,显著增加高血压患者发生动脉粥样硬化性疾病的风险。戒烟的益处十分明显,而且任何年龄、时期戒烟均能获益。因此,医生应强烈建议并督促高血压患者戒烟,鼓励患者寻求药物辅助戒烟,同时也应对戒烟成功者进行随访和监督,避免复吸。

(四)不过量饮酒、限制饮酒

长期大量饮酒可导致血压升高,限制饮酒量则可显著降低高血压的发病风险。我国男性长期大量饮酒者较多。每日酒精摄入量男性不应超过25 克,女性不应超过 15 克,不提倡高血压患者饮酒。

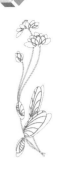

（五）体育运动

一般的体力活动可增加能量消耗，对健康十分有益，而定期的体育锻炼则可产生重要的治疗作用，可降低血压、改善糖代谢等。因此，建议每天进行 30 分钟左右适当的体力活动，而每周则应有 1 次以上的有氧体育锻炼，如步行、慢跑、骑车、游泳、健美操、跳舞等。运动的形式和运动量均应根据个人的兴趣、身体状况而定，应量力而行，循序渐进。有严重心血管疾病的患者运动前要咨询医生。

（六）减轻精神压力，保持心理平衡

精神压力会引起心理应激（反应），而长期、过量的心理反应，尤其是负性的心理反应会显著增加心血管风险。精神压力增加的主要原因包括过度的工作和生活压力及抑郁症、焦虑症等病态心理，社会孤立和缺乏社会支持也会造成患者精神压力增加等。故应采取各种措施，帮助患者预防和缓解精神压力及纠正和治疗病态心理，必要时建议患者寻求专业心理辅导或治疗。

五、高血压老人如何进行日常保健

（一）休息

早期患者宜适当休息，工作过度紧张者，血压较高、症状明显或伴有脏器损害表现者应充分休息。适当的休息和充分的睡眠都对降低血压有好处。要保持病室安静，光线柔和，尽量减少探视，保证患者充足的睡眠。护理操作亦相对集中，动作轻巧，防止过多干扰加重患者的不适感。当血压通过治疗稳定在理想水平，无明显脏器功能损害时，除了保证足够的休息外，还要注意生活起居有规律。不宜过度劳累，避免看情节恐怖、紧张的电视、电影，注意劳逸结合，运动量不宜太大，可进行适当的体育锻炼，如散步、打太极拳，不宜长期静坐或卧床。

（二）心理指导

病人多表现为易激动、焦虑及抑郁等心理特点，精神紧张、情绪激动、不良刺激等因素均与本病密切相关。因此，指导亲属要尽量避免各种可能导致患者精神紧张的因素，尽可能减轻患者的心理压力和矛盾冲突。同时，让病人了解控制血压的重要性，帮助病人训练自我控制的能力。注重心理护理，加强健康教育。随着医学科学的发展及疾病谱的改变，人们的

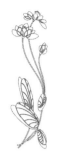

就医观念及需求心理发生了巨大变化,他们不仅要求疾病得到治疗,更希望知晓相关的保健知识。健康教育是一种治疗手段,通过有计划、有目的、有评价的教育理念活动,影响和改变人的不健康行为,引导病人养成有益健康的行为。

(三)饮食指导

指导患者坚持低盐、低脂、低胆固醇饮食,限制动物脂肪、内脏、鱼子等食物摄入,多吃新鲜蔬菜、水果,防止便秘。肥胖者应控制体重,养成良好的饮食习惯,如细嚼慢咽、避免过饱、少食多餐、少吃零食等。忌烟酒,咖啡和浓茶亦应尽量避免饮用。忌食腌制品、蛤贝类、皮蛋及含钠高的饮食,每天食盐量控制在3~5克,严重高血压者每天的食盐量控制在1~2克。

高血压患者可选择鱼类、瘦猪肉、兔肉、豆类制品、牛奶;蔬菜宜选用含维生素、纤维素高的新鲜蔬菜,如芹菜、白萝卜、胡萝卜、荠菜等;水果选用含钾、维生素高的,如香蕉、西瓜、山楂、柑橘等;宜食用有降脂作用、含碘的食物,如海带、海蜇、海参、淡菜等;食用油应选择植物油,少吃动物油。

进餐"三少",包括盐少、量少和脂少。

(1)盐少。盐与高血压的关系已被专家确认,特别是中老年人,大多属于盐敏感型,更应少盐。

(2)量少。节制食量比减少摄盐量更易促使血压下降,若两者结合效果更好。

(3)脂少。少摄入脂肪,特别是畜肉类动物脂肪。

(四)病情观察

指导患者或其家属正确测量血压。血压监测是了解血压情况的重要手段,仅凭患者有无高血压所引起的不适症状再进行治疗,会导致严重的不良后果。因为有不少患者,血压严重升高而自我感觉不明显甚至无症状。高血压患者的血压除了受患者情绪、环境、气候变化的影响外,还会因所用的药物而产生波动。教会患者及其家属测量血压,使其能够自己观察血压的变化。正确测量血压的方式如图2-4所示。

随诊随时与自己的主治医生联系,了解自己的病情,以便随时选择更好的治疗方案,使得血压控制稳定。

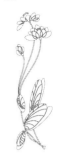

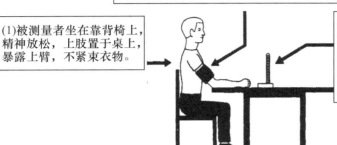

(2)选择合适大小袖带,至少覆盖上臂臂围的80%。袖带与心脏处于同一水平。将袖带紧贴缚在被测者上臂,袖带下缘应在肘弯上2.5厘米。将听诊器胸件置于肘窝肱动脉处。

(1)被测量者坐在靠背椅上,精神放松,上肢置于桌上,暴露上臂,不紧束衣物。

(3)水银柱垂直放置,充气阻断脉搏,缓慢放气2~6mmHg/s。收缩压读数取柯氏音第I时相,舒张压读数取柯氏音第V时相。所有读数均应以水银柱凸面的顶端为准;读数应取偶数

图 2-4 正确测量血压的方式

(五)用药指导

服用降压药应从小剂量开始,逐渐加量,同时密切观察疗效,如血压下降过快,应调整药物剂量。在血压长期控制稳定后,可按医嘱逐渐减量,不得随意停药。某些降压药物可引起体位性低血压,在服药后应卧床2～3h,必要时协助病人起床,待其坐起片刻,无异常后,方可下床活动。另外,鼓励患者发挥自身潜能,最大限度地减少躯体痛苦和心理压力,促进其身心健康;及时与医生取得联系,让其调整用药及剂量,以防止停药后血压骤然升高,致使病情反复。常用降压药种类的临床选择如表2-3所示。

坚持服药"三防",包括防低血压、防停药综合征和防夜间综合征。

(1)防低血压。如果服用降压药不当,如过量服用可使血压骤降,出现脉搏增快、头晕目眩,甚至短暂意识丧失,称为低血压综合征。

(2)防停药综合征。有些人服用降压药后,感到血压恢复正常便擅自停药,结果几天后血压又上升,且出现头痛、失眠、易激动、出汗等症状,称为停药综合征,对此应予以预防。

(3)防夜间综合征。人体的生物钟规律是,血压在一天之中有"两高一低"现象,上午 9～11 点、下午 3～6 点最高,午夜最低,入睡后血压较白天下降 20％。如果睡前服用降压药,加上入睡后自然下降因素,会使血压下降过低,使大脑缺血,诱发缺血性脑卒中,掌握此特点,有利于预防发生夜间综合征。

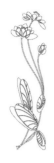

表 2-3　常用降压药种类的临床选择

分　类	适　应　证	禁　忌　证	
		绝对禁忌证	相对禁忌证
钙通道阻滞剂（二氢吡啶类）	老年高血压、周围血管病、单纯收缩期高血压、稳定性心绞痛、颈动脉粥样硬化、冠状动脉粥样硬化	无	快速型心律失常、心力衰竭
钙通道阻滞剂（非二氢吡啶类）	心绞痛、颈动脉粥样硬化、室上性心动过速	Ⅱ、Ⅲ度房室传导阻滞	心力衰竭
血管紧张素转换酶抑制剂	心力衰竭、冠心病、左心室肥厚、左心室功能不全、颈动脉粥样硬化、非糖尿病肾病、糖尿病肾病、蛋白尿/微量白蛋白尿、代谢综合征	妊娠、高血钾症、双侧肾动脉狭窄	
血管紧张素抑制剂	糖尿病肾病、蛋白尿/微量白蛋白尿、冠心病、心力衰竭、左心室肥厚、心房颤动预防、血管紧张素转换酶抑制剂引起的咳嗽、代谢综合征	妊娠、高血钾、双侧肾动脉狭窄	
噻嗪类利尿剂	心力衰竭、老年高血压、高龄老年高血压、单纯收缩期高血压	痛风	妊娠
袢利尿剂	肾功能不全、心力衰竭		
利尿剂（醛固酮拮抗剂）	心力衰竭、心肌梗死后	肾功能衰竭、高血钾症	
β受体阻滞剂	心绞痛、心肌梗死后、快速性心律失常、慢性心力衰竭	Ⅱ、Ⅲ度房室阻滞、哮喘	慢性阻塞性肺疾病、周围血管病、糖耐量低减
α受体阻滞剂	前列腺增生、高血脂	直立性低血压	心力衰竭

六、发生特殊状况如何处理

（一）怎样判断患者是否处在高血压紧急状态

高血压紧急状态有两个特点：突然——血压突然升高，显著——血压显著升高。判断患者是否处在高血压紧急状态并不十分困难，主要是两点：一是异常增高的血压；二是患者的表现。现分述如下。

（1）突然异常增高的血压。高血压病患者的收缩压常常达到230～260mmHg（31～35kPa），舒张压可达到110～150mmHg（14.7～20kPa）甚至以上。没有高血压病史者的血压要比平时高40～80mmHg。总之，血压要比平时增高明显。

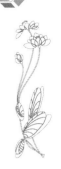

（2）其他症状。在血压增高的同时，患者出现如下表现：剧烈头痛、头晕、恶心、呕吐、耳鸣、视物旋转或视物模糊、面色发红或发白、心慌、呼吸困难、脉搏慢而有力、烦躁不安、失语、抽搐、嗜睡和昏睡，甚至昏迷。合并的症状越多，说明病情越重。另外，还要注意有的患者高血压紧急状态的发病表现并不典型，少数患者仅表现为不愿意讲话及昏昏欲睡而未引起重视，直至出现脑出血或心力衰竭时才被发现，故应给予足够重视，要仔细观察病人，及时测量血压。

（二）高血压紧急状态的自救

对已经发生高血压紧急状态的患者，应立即采取各种降压措施，迅速控制过高的血压。口服降压药物是常用的方法。常规服降压药者可加大药物剂量或增加服药次数。一种有效的方法是：先将治疗高血压病的常用药心痛定（也称硝苯啶、硝苯吡啶）两片放在纸上研成细粉末，然后让患者张口并抬起舌头，再将药粉倒于舌下含住，不要喝水，让药经口腔黏膜吸收。由于药物直接从口腔及舌下的静脉吸收入血，故药效发生作用比口服快，效果更好。10～15分钟后如果血压下降不明显，可再重复服用1次。有时仅仅依靠服药是不够的，应及时拨打"120"急救电话，在医生的帮助下使血压恢复正常。通过以上措施及时控制血压，使血压不至于上升到危险的程度。

（三）高血压急症该如何处理

高血压急症的发病率占高血压人群的5%。医学专家建议：家庭成员若突发高血压，应根据以下几种症状，进行相应急救。

（1）病人突然心悸气短，呈端坐呼吸状态，口唇发绀，肢体活动失灵，伴粉红色泡沫样痰时，要考虑有急性左心衰竭。应建议病人双腿下垂，采取坐位，若备有氧气袋，要及时吸入氧气，并迅速通知急救中心。

（2）病人血压突然升高，伴有恶心、呕吐、剧烈头痛、心慌、尿频，甚至视物模糊，即已出现高血压脑病征象。家人要安慰病人别紧张，卧床休息，并及时服用降压药，还可另服利尿剂、镇静剂等。

（3）病人在劳累或兴奋后发生心绞痛，甚至心肌梗死或急性心力衰竭，心前区疼痛、胸闷，并延伸至颈部、左肩背或上肢，面色苍白、出冷汗，此时应让病人安静休息，服1片硝酸甘油或吸入1支亚硝酸异戊酯，随后吸入氧气。

（4）高血压病人发病时，会伴有脑血管意外，除头痛、呕吐外，甚至出现

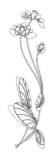

意识障碍或肢体瘫痪。此时要让病人平卧,头偏向一侧,以免意识障碍或剧烈呕吐时将呕吐物吸入气道,然后通知急救中心。

（四）高血压危象如何处理

（1）高血压危象是一种极其危急的症候,常在不良诱因影响下血压骤然升到 200/120mmHg(26.6/16kPa)以上,出现心、脑、肾的急性损害危急症候。病人感到突然头痛、头晕、视物不清或失明、恶心、呕吐、心慌、气短、面色苍白或潮红、两手抖动、烦躁不安,严重的可出现暂时性瘫痪、失语、心绞痛、尿混浊,更严重的则出现抽搐、昏迷。

（2）让病人安静休息,头部抬高,取半卧位,尽量避光。病人若神志清醒,可立即服用氢氯噻嗪(双氢克尿噻)片2片、地西泮(安定)片2片或复方降压片2片,少饮水,并尽快将病人送至医院救治。在去医院的路上,行车尽量平稳,避免因过度颠簸而造成脑出血。头痛严重者可针刺百会穴（两耳尖连线在头顶正中点）使之出血,以缓解头痛。如果发生抽搐,可手掐合谷、人中穴。注意保持昏迷者呼吸道通畅,让其侧卧,将下颌拉前,以利呼吸。

（五）高血压性脑出血如何处理

（1）病人取平卧位,保持安静,避免反复搬运使头部受到震动而继续出血。头要扭向一侧,防止呕吐物堵塞呼吸道。

（2）降血压。为防止再出血必须降血压,但不可降得太低,也不可降得太快,可口服复方降压片、安宫牛黄丸等。对心情烦躁者,除给予精神安慰外,还应适当服用地西泮(安定)片。

（3）有高热的病人可在头部、颈部、腋窝、腹股沟等处放置冰袋,或用冷水毛巾湿敷等物理降温方法来降低脑代谢率和耗氧量,增加脑缺氧耐受力,以降低颅内压。

七、高血压有哪些常见误区

误区一:低盐饮食就是炒菜少放盐。

炒菜少放盐只是低盐饮食的一个方面,除此之外,在其他方面也要注意。比如少放酱油、蚝油等高盐的调味品,少吃腌制食品,在买零食时也要注意其中的钠含量。

误区二:血压正常,就可以停药了。

原发性高血压是不能被根治的,绝大部分的高血压患者需要终身服

药。血压正常是药物控制的结果,并不是高血压被治好了。一旦停药,血压很可能出现反弹,有些药物还会出现严重的停药反应。所以就算血压已经保持稳定很长时间,也不要随随便便自己停药,可以先问问医生,在医生的指导下减少药量,同时严格监测血压,保持健康的生活方式。

误区三:有症状才是高血压。

在高血压早期,很多人可以没有症状。我国高血压患者的知晓率(即高血压患者知道自己有高血压)只有约 50%。高血压被称为"沉默的杀手",因为它可以没有任何症状地逐渐破坏人体的动脉、心脏等器官,一旦出现症状,就是心肌梗死、脑卒中等危及生命的急症。

误区四:盲目长期服用一种降压药。

盲目长期服用一种降压药,是将服药作为一种"生活习惯",不讲究实效。任何药物长期服用都会降低疗效,产生耐药性,并易出现药物的不良反应。此外,不同的病人,需根据其病程、年龄、个体差异、脏器功能等情况,选择适当的药物治疗,千篇一律或长期服用一类药物,不加更改、不明血压高低,实际上也是一种"盲目或无效的治疗",所以这种做法是不可取的。正确的做法是在医生的指导下,按病情的需要及时调整药物。

误区五:单纯依赖降压药,不做综合性治疗。

高血压是由多种因素造成的,治疗上也需要采取综合性的措施,否则就不可能取得理想的治疗效果。在治疗过程中,除选择适当的药物外,还要注意劳逸结合,饮食宜清淡、少盐,适当地参加文体活动,减轻体重等。

第二节　脑卒中

我国是一个脑卒中高发国家。脑卒中是中国居民的第一死亡原因,在城市人口死亡中所占比例为 20%,农村为 19%。2017 年 6 月,《中国心血管病报告 2016》发布,其中据国家卫生服务调查结果显示,1993—2013 年,我国脑血管病患病率整体呈上升趋势,以前是城市高于农村,但目前已经发生逆转。2013 年,第五次调查结果显示,城市脑血管病患病率(12.1‰)有所下降,而农村(12.3‰)仍呈明显上升。截至 2016 年,我国脑卒中现患人数约 1 300 万,给中国造成的经济负担每年高达 400 亿元。

我国已进入老龄化社会,如果再有大量的中年人因脑卒中早死或致残,不加以控制,我国第一个出现"井喷"甚至"海啸"的慢性病就可能是脑

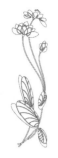

卒中。因此,筛查和干预中老年人的脑卒中风险已刻不容缓(见图 2-5)。

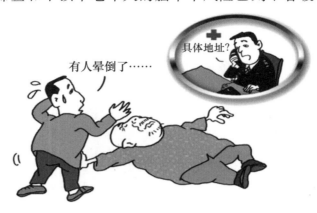

有人晕倒了……

具体地址?

图 2-5　脑卒中发病

一、什么是脑卒中

当供给脑部的血流发生障碍时,脑卒中就发生了。患者症状表现轻重不一,主要取决于受影响的脑部区域和受损的严重程度。脑卒中临床症状包括突发一侧肢体无力、反应迟钝、感觉沉重或麻木,一侧面部麻木或口角歪斜、失去平衡、走路困难、视物模糊或向一侧凝视、缺乏平衡感、吞咽困难、言语困难、意识障碍等,具体可分为缺血性和出血性脑卒中两大类。

（一）缺血性脑卒中

缺血性脑卒中占脑卒中病人总数的 $60\%\sim70\%$,主要分为脑血栓形成和脑栓塞。具体包括:血栓性脑梗死、栓塞性脑梗死、腔隙性脑梗死、多发性脑梗死和短暂性脑缺血发作(transient ischemic attack,TIA)。患者常于安静状态下发病,发病急骤,多数无明显头痛、呕吐等先兆症状,有颈动脉系统或(和)椎-基底动脉系统的症状和体征。脑血管造影检查显示不同部位脑动脉狭窄、闭塞或扭曲。造影摄片时应将颈部包含在内。急性缺血性脑卒中发作 $24\sim48$ 小时后,头部 CT 扫描可显示缺血病灶。磁共振成像检查提示动脉系统狭窄和闭塞;局部脑血流测定可提示局部脑缺血病变。

（二）出血性脑卒中

出血性脑卒中占脑卒中病人总数的 $30\%\sim40\%$,根据出血部位的不同又分为脑出血和蛛网膜下腔出血。由于脑内动脉破裂,血液溢出到脑组织内,脑出血俗称"脑溢血"。蛛网膜下腔出血则是脑表面或脑底部的血管破裂,血液直接进入容有脑脊液的蛛网膜下腔和脑池中。

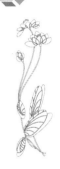

二、老年脑卒中的特点

（1）起病较急，病程较长，恢复慢，可能遗留终身后遗症。

（2）临床症状及体征不典型。

（3）容易发生意识障碍。

（4）容易引起水电解质紊乱和全身衰竭。

（5）容易发生后遗症及并发症。

（6）长期卧床可以引起压疮、坠积性肺炎、尿路感染、便秘、肌肉萎缩、直立性低血压等。

（7）高龄老年脑血管病患者的心理特点为记忆障碍明显高于健康人，语言表达不流畅，反应迟钝，容易发生抑郁障碍。

三、为什么会得脑卒中

短暂性脑缺血发作、房颤或瓣膜性心脏病、脑卒中家族史、高血压、糖尿病是影响脑卒中发病最主要的危险因素。同时，研究中发现，当年龄超过 60 岁时，年龄也成为影响脑卒中发病的一个重要危险因素。

四、如何预防脑卒中

（一）控制血压

建议平时密切关注血压变化，如有高血压病史，要经常测量并控制好血压；一旦确诊为高血压，应遵医嘱尽快服药或接受治疗。

（二）定期体检

40 岁后定期体检是非常必要的保健措施，以一年一次为宜，发现异常及时治疗。

（三）改变不良生活方式

适当运动，采用何种运动、保持多少运动量取决于患者的身体状况及个人能力。推荐一天至少运动 30 分钟，但并不要求一次性完成，可分为 3 次，每次 10 分钟；或分为 2 次完成，每次 15 分钟。作息规律、劳逸结合、合理膳食，如少吃富含饱和脂肪的食物（如奶油制品和肥肉）、一周吃两次鱼（每次 200 克）、限制盐的摄入量（每天少于 6 克）、多吃蔬菜（每天 400～500 克，种类丰富，搭配适当）和水果（每天 100 克）、少吃甜食、控制体重、戒烟、减少饮酒。

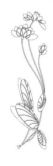

五、脑卒中老人如何进行日常保健

(一)饮食指导

(1)脑卒中患者可多吃蔬菜和水果。因蔬菜和水果中含丰富的维生素C和钾、镁等。维生素C可调节胆固醇的代谢,防止动脉粥样硬化的发展,也可以增强血管的致密性。

(2)饮食中应有适当的蛋白质。包括动物蛋白质(如蛋清,瘦的猪肉、牛肉、羊肉、鱼、鸡肉等)和植物蛋白质(如豆腐、豆浆、豆芽)等,可降低胆固醇,饮用牛奶时最好将奶皮去掉(脱脂牛奶)。

(3)多吃乳酸菌类食物。为了防止脑卒中,老年人应每日进食蒜、姜、葱、醋、含乳酸菌类饮料,抑制肠道有害细菌。及时饮水补液,绿茶、蜂蜜、牛奶、豆浆、低糖天然果蔬汁、骨头蘑菇汤均可适量食用。

(4)控制油脂摄取量。少吃油炸、油煎或油酥的食物,以及猪皮、鸡皮、鸭皮、鱼皮等。烹调时宜多采用清蒸、水煮、凉拌、烤、烧、炖和卤等方式。

(5)少吃胆固醇含量高的食物。如内脏(脑、肝、腰子等)、肥肉、蟹黄、虾卵、鱼卵等。血胆固醇过高的人,每周摄取的蛋黄以不超过3个为原则。

(二)生活指导

(1)消除脑卒中的诱发因素,避免劳累、紧张,注意休息。调节好情绪,避免大喜大悲,保持良好的精神状态。注重劳逸结合,关注气候变化,随时增减衣服。

(2)重视脑卒中先兆症状。如果有短暂性脑缺血发作,如一过性黑矇、眩晕、一侧肢体麻木或无力、面部感觉异常、言语困难等,就是脑卒中的危险信号,应该及时去找神经科医生做系统的检查及治疗,以避免脑卒中的发生。

(3)积极治疗和控制脑卒中的危险因素。对35岁以上的人群应注意筛查高血压患者,如发现血压高应积极治疗。糖尿病患者要注意控制饮食,适当进行体育锻炼,口服降糖药或注射胰岛素治疗;有心脏病者应积极治疗心脏病,房颤病人需长期口服抗凝药;血脂高的病人,要注意饮食结构的调整,如果饮食控制血脂仍未降至正常范围,则加服降脂药。

(4)分辨脑卒中的严重程度。建议使用"FAST"评分系统自行评估。如果前三项中有一项为阳性表现,发生脑卒中的可能性就高达72%。FAST评估方法如下。

F(Face脸)——是否能够微笑?是否感觉一面部无力或麻木?

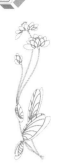

A（Arm 手臂）—— 能否顺利举起双手？是否感觉一只手没有力气或根本无法抬起？

S（Speech 说话）—— 能流利对答吗？说话是否困难或言语含糊不清？

T（Time 时间）—— 若前三项有一项存在，应立即拨打 120 急救电话，把患者送入有溶栓治疗经验、有条件和有能力为患者进行诊疗的医院进行治疗。为避免延误治疗，平时可通过媒体、医院和社区保健中心等学习相关健康常识，多与有脑卒中体验的亲戚朋友交流心得，使用 FAST 评估方法尽快识别脑卒中，并第一时间进行救治。若怀疑自己或家人患有脑卒中，千万不要忽视病情或将已有症状"合理化"。

六、发生特殊情况如何处理

（一）突发脑卒中该如何处理

（1）家里若有人突然发生脑卒中，千万不能惊慌失措，应立即拨打"120"请求援助。

（2）在救护车到来之前，若患者意识尚清醒，应立即平卧。若患者意识已丧失，家属应设法将患者抬到床上，最好两三个人一起抬，避免头部受到震动。让患者安静躺下，如呕吐则头偏向一侧，以免呕吐物呛入气管内。然后，解开患者的衣领，如有假牙应取出，用软布将患者的舌头包住向前轻拉，以免造成窒息；如出现抽搐，可用 2 根竹筷缠上软布塞入上下齿之间，以防咬伤舌头。

（3）若没有条件叫急救车，需待病情稍稳定再送医院抢救。搬运过程中动作要轻柔稳健，头部要有专人保护，减少头部震动。上下楼梯时，必须保持患者的头部在上方位、脚在下方位，以减少头部充血。

（二）脑卒中患者出现便秘该如何处理

脑卒中是老年人的常见病、多发病，主要表现为大便量少、便硬不易排出，往往容易出现腹压使用不当，导致病情恶化。家庭护理中预防便秘的发生与住院期间同样重要。

（1）饮食指导。指导家属给予合理饮食，多吃新鲜的蔬菜、水果及富含粗纤维的食物，如韭菜、芹菜、玉米等，每天保证饮水量 1 500～2 000 毫升，禁忌暴饮暴食。无糖尿病者每天清晨给予蜂蜜 20 毫升加温开水同饮，还可服鲜萝卜、金银花等；土豆捣烂后食用；每日饮用的开水中可加入几滴醋；每日清晨起床后喝一杯开水；便前 15 分钟喝一杯温开水。

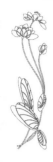

（2）建立良好的排便习惯。了解患者排便习惯,如次数、姿势、间隔天数、排便体位等。卧床者,定时给予排便器,即使没有便意也要在规定时间练习排便,逐渐形成排便反射。在排便的过程中给予手法按摩促进排便,可用双手示指、中指、无名指在腹部依结肠走向,由升结肠—横结肠—降结肠—乙状结肠做环形重叠按摩。自行排便者,每天叮嘱排便两次,排便不宜用力过大,排便时间在 15 分钟内。对患者排便困难时给予引导式教育,提示患者回忆以前的排便习惯及动作,促进排便。

（3）指导做便秘保健操。便秘保健操第一节:腹式呼吸,仰卧位,双腿侧平伸,手心向下,双腿呈剪刀状,腰部扭动;第二节:仰卧位,双腿交替做屈腿和伸直动作;第三节:仰卧,以足、手、头支撑地,用力向上挺直腰腹;第四节:双手自腹部开始沿腹股沟做自我按摩。注意要点:双手抱膝屈曲,抬头使前额贴近膝部;仰卧、双腿伸直,同时举起;坐立,双手置于身后,与臀部形成三角支撑,双腿屈膝,双足用力蹬出。

（4）用药指导。便秘患者除了练习便秘保健操外,还应遵医嘱用软便剂,3 天内无大便给予缓泻剂。前一日睡前服用适量缓泻剂,当日清晨空腹饮水 300 毫升,刺激胃肠蠕动。排便费力者给开塞露或肛门指检刺激直肠,按摩腹部有利于大便排出。

七、脑卒中有哪些常见误区

误区一:青少年不必担心脑卒中。

虽然脑卒中绝大多数都发生在中老年人身上,2/3 的患者首发在 60 周岁以上,但是这不能说青少年就可以高枕无忧了。如今,脑卒中趋于青年化,除了高血压、酗酒、吸烟、夜生活过度、高脂肪饮食等,还有代谢异常、血液病、先天性疾病等因素。

误区二:脑卒中治疗好了就万事大吉。

脑卒中是一种易复发的疾病,患者康复之后,如不注意生活习惯、饮食等方面,就会引起脑卒中再次发作。

误区三:入院前先吃降压药。

有些患者或家属误认为脑卒中与高血压相关,便自行服用降压药,这其实存在很大的风险。脑卒中发生时部分患者的血压会代偿性增高,急性期只有血压超过 220/120mmHg 才需要缓慢降压,血压过低会加重脑缺血,也不能自行服用阿司匹林或其他活血药物,因为相同症状有可能是因为脑出血导致的。

第三节 糖尿病

根据国际糖尿病联盟(International Diabetes Federation，IDF)发布的数据显示,2017 年全球约 4.25 亿成人患糖尿病,预计到 2045 年糖尿病患者可能达到 6.29 亿。在全球,2017 年 20～79 岁人群糖尿病患病率约为 8.8%,预计到 2045 年会达到 9.9%;2017 年,全球糖耐量异常(IGT)(20～79 岁)的患病率约为 7.3%,预计到 2045 年会达到 8.3%。而中国的糖尿病患病率为 10.9%,年龄标化患病率为 9.7%。2017 年,20～79 岁女性的糖尿病患病率约为 8.4%,男性患病率约为 9.1%,男性糖尿病患者比女性糖尿病患者多 1 710 万;不论男性还是女性,均在 65～79 岁的糖尿病患病率最高。中国的糖尿病患者数量达到了 1.343 亿,20～79 岁的糖尿病患者数量达到了 1.144 亿。

但更严重的是,据世界卫生组织《糖尿病全球报告》调查结果显示,在中国有 60% 的患者不知已经患有糖尿病。个人通过健康饮食和增加运动量,可以降低患糖尿病风险。因此,只有早期进行血糖筛查,及早改善不良生活习惯,管住嘴、迈开腿,才能阻挡这一"大糖盛世"(见图 2-6)。

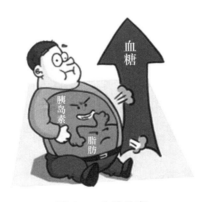

图 2-6 血糖升高

一、什么是糖尿病

糖尿病是遗传因素和环境因素长期共同作用所导致的一种慢性全身性代谢性疾病,主要是体内胰岛素分泌不足或者对胰岛素的需求增多,引起血糖升高和尿糖出现,严重时发生脂肪、蛋白质、矿物质、水及酸碱代谢

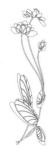

紊乱,引起糖尿病的急性并发症。如果糖尿病长期得不到良好控制,还会造成脑、心脏、神经、眼和肾脏等重要器官的并发症,甚至致残或死亡。常见症状为多饮、多食、多尿和体重减轻。糖尿病的诊断标准如表2-4所示。

表2-4　糖尿病的诊断标准

分　类		空腹血糖 （FPG）	餐后2小时 血糖（2hPG）	随机血糖
正常血糖(mmol/L)		＜6.1	＜7.8	
糖尿病 （mmol/L）	糖尿病症状(高血糖所导致的多饮、多食、多尿、体重下降、皮肤瘙痒、视力模糊等急性代谢紊乱表现)合并	≥7.0	≥11.1	≥11.1
备注	①有糖尿病症状者,需非同日2次FPG≥7.0mmol/L或2hPG≥11.1mmol/L或随机血糖≥11.1mmol/L即可诊断为糖尿病 ②美国与欧洲等国家或地区也采用将糖化血红蛋白（HbA1c）≥6.5%作为诊断糖尿病的指标之一			

二、老年糖尿病的特点

根据病因和临床表现不同,糖尿病主要分为四种类型,如表2-5所示。

表2-5　糖尿病的四种类型

分　类	胰岛素依赖型 （1型）	非胰岛素依赖型 （2型）	营养不良相关型	继发型糖尿病
特　点	多发生在儿童和青少年时期,但也可发生于各种年龄段。起病急剧,体内胰岛素绝对不足,容易发生酮症酸中毒,必须用胰岛素治疗才能获得满意疗效,否则将危及生命	多发生于成年人,起病比较缓和隐蔽,不容易发生酮症酸中毒,不一定用胰岛素治疗。此类患者占我国糖尿病患者总数的95%以上	多发生于热带或者亚热带发展中国家的年轻人,常有营养不良病史,患者多消瘦明显,血糖浓度很高,但不容易发生酮症酸中毒	指由于胰腺损伤或其他内分泌疾病造成胰岛素分泌不足或对抗胰岛素的激素不适当地升高而导致的糖尿病

总体特点:老年糖尿病症状不典型;多种疾病并存;2型糖尿病多;发病率高;易发生低血糖;实验室检查结果多不典型;恢复能力差;支持系统差;依从性差;易发生糖尿病非酮症性高渗综合征。

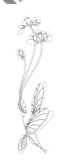

三、为什么会得糖尿病

一方面,人体主要通过控制胰岛素的分泌将血糖浓度控制在正常范围内。但是随着年龄增长,一部分老年人胰岛发生淀粉样变性,这是一种老年性退行性变,可导致胰岛 β 细胞功能逐渐消失,促使糖尿病的发生。另一方面,高血压、冠心病、肥胖、体力活动减少、肌肉减少及酶活性下降等,均可引起血糖浓度升高。

除了遗传和增龄因素外,生活方式的不健康也是促使糖尿病发病的重要原因。不良的睡眠习惯会增加人们患糖尿病的风险,睡眠过少会妨碍人体对血糖的调节,而睡得过多则是其他健康问题的一个信号,因此睡眠时间以 7～8 小时为宜。白米和白面包等淀粉类食物会增加人们患糖尿病的风险,其中,每天进食 300 克以上白米的人,患糖尿病的风险会增加 78%,但是适量进食全谷类食物有助于降低风险。

四、如何预防糖尿病

(一)糖尿病预防意识

目前,还没有一种方法能治愈糖尿病,但是糖尿病是可以预防的。中老年糖尿病基本上都是 2 型糖尿病,起病隐匿,症状较轻,一般不会出现"三多一少"(多饮、多食、多尿、体重减轻)的症状,有些患者会出现轻度乏力、口干等症状。还有一部分患者始终无症状,因而不会主动去医院检查血糖,一般是在体检或者诊治其他疾病时发现,等到有明显症状时病程已经较长。为了克服这种麻痹大意的思想,专家建议人们在健康查体时,要特别注意测定空腹血糖,尤其是有以下几种情况者。

(1)40 岁以上人群。

(2)直系亲属中有糖尿病患者。

(3)超重或肥胖人群。

(4)以静坐生活方式为主的人群。

(5)以前或现在患有高血压、高血脂、脂肪肝者。

(6)生育过巨大胎儿(4 000 克以上)的妇女。

(7)曾患过妊娠期糖尿病者。

如果血糖浓度正好处于正常的上限和诊断标准之下的中间地带,即糖

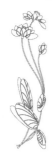

耐量受损。糖尿病对人们的危害主要来自于并发症,所以早诊断、早治疗、早预防可以减少或延缓并发症的发生。

(二)糖尿病预防方式

糖尿病的预防方式包括健康教育、科学饮食、合理运动和血糖监测。

1.健康教育

患者只有系统地了解糖尿病的相关知识,并认真去执行,血糖才会平稳,不会升高。

2.科学饮食

合理膳食是预防和治疗糖尿病的关键,控制饮食提倡清淡,适当地吃一些粗粮,每天的粗粮(豆面、玉米面、小米面等)占主食的一半以上,副食应该多吃一些如黄瓜、西红柿、芹菜和白菜等粗纤维类蔬菜,也可以适量吃一些鱼、虾、肉,少吃油脂类食物,做菜也应该少放油。2017年5月,中国营养学会发布了《中国糖尿病膳食指南(2017)》,为糖尿病患者的膳食管理提供了8条健康建议:①吃、动平衡,合理用药,控制血糖,达到或维持健康体重;②主食定量,粗细搭配,全谷物、杂豆类占1/3;③多吃蔬菜,水果适量,种类、颜色要多样;④常吃鱼禽,蛋类和畜肉适量,限制吃加工肉类;⑤奶类豆类天天有,零食加餐合理选择;⑥清淡饮食,足量饮水,限制饮酒;⑦定时定量,细嚼慢咽,注意进餐顺序;⑧注重自我管理,定期接受个体化营养指导。

3.合理运动

老年人需要进行适量的运动,可以采用多种活动方式,但是由于中老年人心肺等器官的承受能力差,应该根据自身情况适量进行快步走、散步、打太极拳、做健美操、跳舞之类中老年人身体能够承受的活动,不提倡跑步、快速登山等剧烈活动。运动要适可而止,不能勉强,要持之以恒,以感觉全身轻松、食欲不减为好,最好不要空腹运动。为了预防活动时出现心悸、手抖、多汗、饥饿等低血糖反应,运动时一定要带一些面包、水果、糖。

4.血糖监测

定期复查血糖和尿糖,一般每月查血糖一次,稳定后可3个月查一次,发现有改变应及时到医院就诊。空腹血糖(fasting plasma glucose,FPG)监测或口服葡萄糖耐量试验(oral glucose tolerance test,OGTT)是糖尿病的诊断依据。血糖监测方法如表2-6所示。

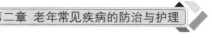
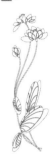

表 2-6　血糖监测方法

监测方法	特点
空腹血糖(FPG)监测	评价糖代谢状态和血糖控制水平最常用指标,用于诊断糖尿病;简便、易行、易漏诊
口服葡萄糖耐量试验(OGTT)/餐后 2 小时血糖(2hPG)	FPG 监测无法确诊时采用,用于诊断糖尿病
毛细血管血糖监测	①包括患者自我血糖监测和医院进行的床边快速血糖监测。患者自我血糖监测(SMBG)是血糖监测的基本方法及糖尿病病人自我管理的一部分,利于治疗的依从性;方便、快速、经济②反映实时血糖水平,评估餐前或餐后高血糖、低血糖、生活事件(饮食、运动、情绪及应激等),以及食物对血糖的影响
动态血糖监测(CGM)	反应既往连续 3 天的血糖,提供即时血糖信息,发现隐匿性高血糖与低血糖,尤其是餐后高血糖与夜间无症状性低血糖
糖化血红蛋白(HbA1c)监测	反映近期 2～3 个月平均血糖水平的指标,是评估长期血糖控制状况的"金标准",也是临床决定是否需要调整治疗方案的重要依据
糖化血清蛋白(GSP)监测	反映近期 2～3 周的平均血糖水平,简易、省时、无须特殊设备,可广泛适用于基层医疗单位
糖化血清白蛋白(GA)监测	GSP 基础上进行的定量测定,较 GSP 更精确
1,5-脱水葡萄糖醇(1,5-AG)监测	反映近期 1～2 周内的血糖控制情况,尤其是对餐后血糖波动的监测具有明显优越性

《中国糖尿病膳食指南(2017)》提出,老年糖尿病患者血糖控制目标应适当放宽,FPG<7.8mmol/L,2hPG<11.1mmol/L,高龄老年 2 型糖尿病的血糖管理更应遵循个体化原则。

自测血糖注意事项如下。

(1)用血糖仪所测末梢血的血糖值可能比静脉血糖值高 10%。

(2)糖尿病患者控制血糖满意的目标是 FPG<7.8mmol/L,2hPG<11.1 mmol/L。

(3)有些患者餐后血糖控制得很好,而 FPG 反而居高不下,应测夜间 24 时、早晨 3 时和 7 时的餐前血糖。

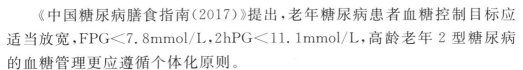

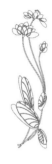

五、糖尿病老人如何进行日常保健

有些人认为尿液中含糖就是得了糖尿病,这种想法是错误的,只要血糖含量超出正常范围就可以认为疑似糖尿病,应到正规医院进行检查。早期的糖尿病患者经过一定时间的饮食和药物治疗能够将血糖扭转回正常范围,而糖尿病作为以慢性高血糖为共同特征的代谢异常综合征患者须终身面对。

(一)饮食指导

对于糖尿病患者,不存在普适性的最理想的宏量营养素分配,饮食计划应该个体化。饮食指导是治疗糖尿病重要的一环。70%~80%老年人的病情靠限制饮食、增加纤维素和适当的轻体力活动即可控制。凡新诊断的老年糖尿病患者,葡萄糖耐量降低应立即开始饮食疗法。患糖尿病的老人多数有肥胖问题,而通过饮食护理能够帮助老人减少热量摄入,达到减轻体重、降低血糖的目的。

(1)饮食定时定量,合理控制总热量。糖尿病患者的每日饮食要做到定时定量,即在每日固定的时间食用热量固定的三餐,要与用药时间相配合,以防止出现低血糖的并发症。三餐饮食内容搭配均匀且相对固定。

(2)合理分配餐次。若老年人血糖较高,可少食多餐,一日四餐甚至一日五餐。推荐老人在餐后 2 小时内食用水果,且可以对一个水果化整为零地进行食用,如一个苹果切成几份,分次食用,防止一次摄入过多而引起血糖升高。

(3)科学安排主食与副食。合理确定饮食的三大营养素数量。部分病人为追求血糖达标,会过分地减少糖类物质摄入,其结果虽可使血糖得到一定程度的控制,但会使心脑血管并发症发病率显著增高。因此,主食要合理控制,副食要合理搭配,否则不会取得预期效果。

中国人的主食以粳米等谷物食物为主,很多老年患者为了达到降糖目的而减少米饭、面条等食物的摄入量。中医学对于消渴症(糖尿病)的治疗提出了一个观点,即谷物保护曲线。糖尿病人在进食谷物后会出现尿糖增高和血糖升高,但经过一段时间放开谷物后,血糖又会慢慢回荡,这显示了谷物对胰岛细胞功能的保护作用。因此,老年人摄入一定的谷物对身体是有好处的。老年人对于主食的选择应该遵循宁干不湿、宁硬不软。原因是米饭比粥不易消化,不易引起血糖迅速升高。饮食应以清淡为主,可多食

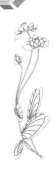

用降糖食物,如糖尿病患者可饭前食用紫菜,紫菜有降低血糖的作用。另外,还有黑木耳、苦瓜、洋葱、空心菜、杂粮、玉米面饼等;减少煎炸及高脂肪食物的摄入量;患者饮食起居应当规律,戒烟戒酒,保持情绪稳定,控制好体重。

（二）运动指导

糖尿病患者应保持适量运动,鼓励其在安全基础上每周运动 3～5 次,每次约 30 分钟,以散步等轻度有氧运动为主。

（三）药物指导

服用药物一定要在医生的指导下,不能自己乱服,有些糖尿病患者,多是凭借自我感觉,觉得病情加重就服药,病情减轻就不服药,再加上饮食没有得到很好的控制,又不愿意做些运动,只会加速病情的进展。《2017 年版胰岛素常规治疗路径》如图 2-7 所示。

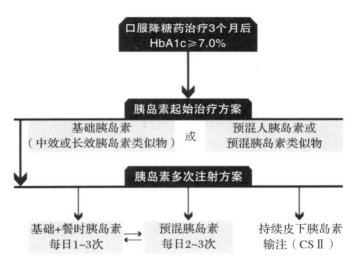

图 2-7　2017 年版胰岛素常规治疗路径

（四）中医药防治指导

中医药治疗糖尿病已有两千年的历史,已被大量循证证据证实在糖尿病三级预防中发挥着重要作用,为 2 型糖尿病防治提供了更多选择。《中国 2 型糖尿病防治指南（2017 年版）》为糖尿病各种中医学分型推荐了相应的药物治疗。其中,对于单独应用二甲双胍疗效不佳气阴两虚的 2 型糖尿病患者,推荐加用津力达颗粒联合治疗。

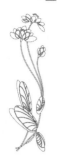

（五）老年糖尿病患者血糖、血压和血脂治疗建议

老年糖尿病患者血糖、血压和血脂治疗建议如表2-7所示。

表2-7　老年糖尿病患者血糖、血压、血脂治疗建议

临床特点/健康状况	评估	合理的HbA1c(%)目标	空腹或餐前血糖（mmol/L）	睡前血糖（mmol/L）	血压（mmHg）	血脂
健康（合并较少慢性疾病，完整的认知和功能）	较长的预期寿命	<7.5	5.0～7.2	5.0～8.3	<140/90	使用他汀类药物，除非有禁忌证或不能耐受
复杂/中等程度的健康（多种并存慢性疾病，或2项以上日常活动能力受损，或轻度到中度的认知功能障碍）	中等长度预期寿命，高治疗负担，低血糖风险较高，跌倒风险高	<8.0	5.0～8.3	5.6～10.0	<140/90	使用他汀类药物，除非有禁忌证或不能耐受
非常复杂/健康状况较差（需要长期护理，慢性疾病终末期，或2项以上日常活动能力受损，或轻度到中度的认知功能障碍）	有限预期寿命，治疗获益不确定	<8.5	5.6～10.0	6.1～11.1	<150/90	评估使用他汀类药物的获益（二级预防为主）

六、发生特殊状况如何处理

（一）低血糖防治

年龄是2型糖尿病治疗过程中发生低血糖的重要危险因素，年龄越大，低血糖发生率越高。病程长也是发生低血糖的危险因素。为防止低血糖，老年患者应适当放宽血糖控制的标准，既要控制高血糖，亦要防止低血糖。糖尿病患者血糖水平应维持在4.4 mmol/L以上，特别是高龄患者血糖控制水平"宁高勿低"，以预防症状性低血糖及无知觉低血糖。

糖尿病患者在服用降糖药或注射胰岛素后切忌延误进餐，控制好运动时间和运动量。应随身携带卡片，记录疾病诊断、用药史、服药时间、禁食物质等信息，以利于发生低血糖导致神志模糊、昏迷时的抢救。随身携带糖果，当发生低血糖的神经症状时食用以缓解症状。

糖尿病病程长者,应加强血糖监测,及时发现低血糖,早期予以治疗。

（二）酮症酸中毒

严格遵医嘱用药,不可私自加减或停药,禁止摄入含糖量大的食物,每日多饮水。患者出现酮症或高渗性昏迷的相关症状要及时治疗,遵照医嘱进行合理滴注胰岛素药物。值得注意的是,胰岛依赖型患者若产生低血糖现象不可服用降糖药,否则会出现酮症酸中毒现象。

（三）足部护理

每日观察患者的足部状况,检查有无炎症、红肿、溃疡,以及坏死等异常情况。患者要保证每日用温开水泡脚,进行足部运动及按摩,穿棉质袜。脚指甲切记不可修剪过短,不可穿拖鞋进行高强度踢踏运动,保护足部不受伤。鞋子应舒适柔软不挤压脚趾。

（四）眼部护理

糖尿病病程超过10年,大部分病人合并不同程度的视网膜病变。常见的病变有虹膜炎、青光眼、白内障等。糖尿病患者日常生活中应注意用眼卫生,避免用眼过度;注意保持正常休息,不要熬夜。同时,糖尿病患者还应定期进行眼部健康检查,注意眼底检查,监测眼压;尽早发现视网膜病变。

七、糖尿病有哪些常见误区

误区一:只看到血糖升高,其他危险视而不见。

2型糖尿病是代谢综合征,除高血糖外,还有高血压、血脂紊乱、高凝状态、肥胖、高胰岛素血症等。早期综合干预2型糖尿病的多重危险因素可有效地预防和延缓心血管疾病的发生。必须超越"以葡萄糖为中心"的传统观念,全面防治心血管病的危险因素。

误区二:注重口服药物,不愿使用胰岛素。

应用胰岛素治疗2型糖尿病是迫不得已的,所以一般不随便使用胰岛素。对于2型糖尿病患者来说,胰岛素是最接近生理、最有效、不良反应最少的治疗手段。2型糖尿病患者口服药联合胰岛素早期治疗可更有效地控制血糖,延缓β细胞衰竭。

误区三:喜欢喝稀饭。

煮熟、煮烂的食品及含水多的食物容易消化吸收,血糖升高的速度快,进食稀饭后血糖升高也快。米饭、馒头消化慢,血糖升高的速度也慢。所以血糖控制不好的糖尿病患者应改变多喝稀饭的习惯。

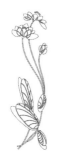

第四节　冠心病

冠状动脉粥样硬化性心脏病简称"冠心病"，是一种心内科疾病，常见于年龄在 60 岁以上的高龄人群。随着我国老龄化加剧，加之居民饮食结构的不断变化，冠心病发病率呈逐年递增趋势。Sino-MONICA 心血管疾病流行病学调查表明，我国不同地区、不同人群冠心病发病率和病死率存在显著差异，老年冠心病患者约占冠心病总体的 64%～87%。因冠心病属于慢性疾病，治疗周期较长，而高龄患者本身常合并诸多基础疾病，心理承受能力较青壮年者低下。诸多因素共同作用极易导致患者出现抑郁、焦虑等负性情绪。患者服用药物的积极性变差，治疗依从性不佳，从而对临床治疗效果产生影响。因此，对患者施以合理有效的干预极为必要（见图 2-8），对提升患者治疗依从性有积极的促进意义。

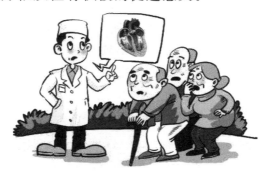

图 2-8　冠心病的预防

一、什么是冠心病

（一）定义

中位学称"胸痹"，是一种最常见的心脏病，指因冠状动脉狭窄、供血不足而引起的心肌功能障碍和（或）器质性病变，故又称为"缺血性心脏病（ischemic heart disease IHD）"。

（二）症状

冠心病的症状表现为胸腔中央发生一种压榨性疼痛，并可迁延至颈、颌、手臂、后背及胃部。发作的其他可能症状有眩晕、呼吸急促、出汗、寒战、恶心及昏厥，如图 2-9 所示，严重患者可能因为心力衰竭而死亡。

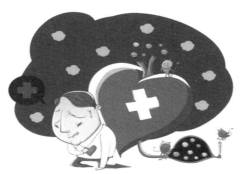
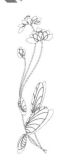

图 2-9　冠心病发作

（三）分型

（1）隐匿型。患者有冠状动脉粥样硬化，但病变较轻或有较好的侧支循环，或患者痛阈（指引起疼痛的最低刺激量）较高因而无疼痛症状。

（2）心绞痛型。在冠状动脉狭窄的基础上，由于心肌负荷的增加引起心肌急剧、短暂的缺血与缺氧的临床综合征。

（3）心肌梗死型。在冠状动脉病变的基础上，发生冠状动脉供血急剧减少或中断，使相应的心肌发生严重而持久的急性缺血导致心肌坏死。

（4）心力衰竭型（缺血性心肌病）。心肌纤维化，心肌的供血长期不足，心肌组织发生营养障碍和萎缩，或大面积心肌梗死后致纤维组织增生。

（5）猝死型。患者心脏骤停的发生是由于在动脉粥样硬化的基础上，发生冠状动脉痉挛或栓塞，导致心肌急性缺血，造成局部电生理紊乱，引起暂时的严重心律失常。

二、老年冠心病的特点

（1）老年冠心病患者临床症状和检查、检验结果常不典型，加上神经系统感应差、糖尿病神经病变等原因导致痛阈下降，临床症状常被掩盖，容易出现漏诊和误诊。

（2）老年患者基础疾病多，用药普遍比较繁杂，各种药物之间的相互作用不容忽视，而且大部分药物相互作用的机制和后果目前无法阐明和预测。

（3）对冠状动脉弥漫病变演变为缺血性心肌病的老年患者，个体化的保守治疗虽有一定效果，但是总体预后不良。

三、为什么会得冠心病

冠心病是最常见的心脏疾病之一，是由于冠状动脉发生粥样硬化引起血管狭窄或阻塞，导致心肌缺血、缺氧或坏死的心脏病。由于脂质代谢不

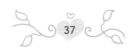

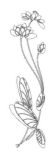

正常,血液中的脂质沉着在原本光滑的动脉内膜上,这些类似粥样的脂类物质堆积而成白色斑块称为动脉粥样硬化病变。这些斑块渐渐增多造成动脉腔狭窄,使血流受阻,导致心脏缺血,产生心绞痛。如果动脉壁上的斑块形成溃疡或破裂,就会形成血管栓塞,使整个血管血流完全中断,发生急性心肌梗死,甚至猝死。冠心病的少见发病机制是冠状动脉痉挛(血管可以没有粥样硬化),产生变异性心绞痛,如果痉挛超过 30 分钟,也会导致急性心肌梗死,甚至猝死。

四、如何预防冠心病

冠心病的病因多种多样,常见的有高血压、高脂血症、高黏血症、糖尿病、内分泌功能低下及年龄大、过量饮酒和精神因素等。另外,冠心病也可来自遗传,与家族史有一定的关系。

(一)影响因素

(1)年龄与性别。40 岁后冠心病发病率升高,女性绝经期前发病率低于男性,绝经期后与男性相等。

(2)高脂血症。除年龄外,脂质代谢紊乱是冠心病最重要的预测因素。总胆固醇(total cholesterol,TC)和低密度脂蛋白胆固醇(low density lipoprotein cholesterol,LDL-C)水平与冠心病事件的危险性之间存在着密切的关系。LDL-C 水平每升高 1%,则患冠心病的危险性增加 2%～3%。三酰甘油(triglyceride,TG)是冠心病的独立预测因子,往往伴有低高密度脂蛋白胆固醇(high density lipoprotein cholesterol,HDL-C)和糖耐量异常,后两者也是冠心病的危险因素。

(3)高血压。高血压与冠状动脉粥样硬化的形成和发展关系密切。收缩期血压比舒张期血压更能预测冠心病事件。140～149mmHg 的收缩期血压比 90～94mmHg 的舒张期血压更能增加冠心病死亡的风险。

(4)吸烟。吸烟是冠心病发病的重要危险因素,是唯一最可避免的死亡原因。冠心病与吸烟之间存在着明显的用量-反应关系。

(5)糖尿病。冠心病是未成年糖尿病患者首要的死因,冠心病占糖尿病患者所有死亡原因和住院率的近 80%。

(6)肥胖症。该症状已明确为冠心病的首要危险因素,可增加冠心病的病死率。肥胖被定义为体重指数[BMI＝体重(kg)/身高平方(m²)];BMI 与 TC 和 TG 增高、HDL-C 下降呈正相关。

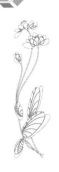

（7）久坐生活方式。不爱运动的人冠心病的发生和死亡风险性将翻1倍。

（8）遗传、饮酒、环境因素等。

（二）预防措施

冠心病的预防要从生活规律的改善抓起，冠心病常常是由小病变大病，在初期只是高血压、高血糖、高血脂"三高"问题，随着病情发展逐渐引发心脑血管病变，最终导致冠心病。生活中应该尽量避免高脂、高糖食物，同时戒烟戒酒，避免熬夜等严重损耗精力的工作。有轻微心血管病的患者要按时吃药，按时复查，避免病情恶化。

（1）起居有常。早睡早起，避免熬夜工作，临睡前不看紧张、恐怖的小说和电视。

（2）身心愉快。忌暴怒、惊恐、过度思虑及过喜。

（3）戒烟少酒。吸烟是造成心肌梗死、脑卒中的重要因素，应绝对戒烟，少量饮啤酒、黄酒、葡萄酒等低度酒可促进血脉流通、气血调和，但不能喝烈性酒。

（4）劳逸结合。避免过重体力劳动或突然用力，饱餐后不宜运动。

（5）体育锻炼。运动应根据各人自身的身体条件和兴趣爱好选择，如打太极拳、乒乓球、健身操等运动。要量力而行，使全身气血流通，减轻心脏负担。

（6）预防药物。冠心病采用二级预防。所谓二级预防，指对有明确冠心病的患者（包括支架术后和搭桥术后）进行药物和非药物干预，延缓或阻止动脉硬化的进展。英语国家总结为 ABCDE 五个方面。

A：血管紧张素转换酶抑制剂（ACEI）与阿司匹林（Aspirin）。

B：β 阻滞剂（β-blocker）与控制血压（Blood pressure control）。

C：戒烟（Cigarette quitting）与降胆固醇（Cholesterol-lowering）。

D：合理饮食（Diet）与控制糖尿病（Diabetes control）。

E：运动（Exercise）与教育（Education）。

需要注意的是，阿司匹林的作用是抗血小板聚集。服用阿司匹林的患者，心血管病发生率和病死率均显著下降。每 5 000 例接受阿司匹林治疗的患者中，会出现 1 例呕血的不良反应，但每年可阻止 95 例严重心血管事件的发生。痛风病人不宜使用阿司匹林，因阿司匹林会抑制尿酸排泄。

五、冠心病老人如何进行日常保健

（一）休息

避免过度紧张，保持足够的睡眠，培养多种情趣，保持情绪稳定，切忌

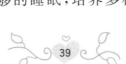

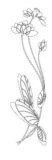

急躁、激动或闷闷不乐,良好的情绪也可以预防冠心病。

(二)运动指导

运动应根据各人自身的身体条件、兴趣爱好选择,如打太极拳、乒乓球、健身操等以耐力性为主的运动。这些运动的能量代谢主要以有氧代谢的形式进行,故医学上称为"有氧运动"。长期进行这种运动能提高机体的携氧能力,增强心肺功能。

(三)饮食指导

饮食要清淡、易消化,少食油腻、脂肪高、糖类多的食物。要多食蔬菜和水果,少食多餐,晚餐量少。据统计资料表明,不喝茶的人群冠心病发病率为 3.1%,偶尔喝茶的人群降为 2.3%,常喝茶的人群(喝 3 年以上)只有 1.4%,因此常喝茶可以预防冠心病的发病。此外,冠心病的加剧,与冠状动脉供血不足及血栓形成有关,如图 2-10 所示。

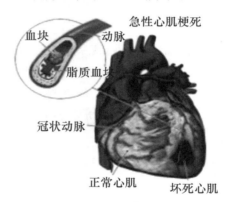

图 2-10 冠状动脉血栓形成

六、发生特殊状况如何处理

当心绞痛发作时,不要慌张,可以就地而坐,迅速拿出急救药盒,将 1～2 片硝酸甘油片咬碎,含在舌下,1～3 分钟后疼痛即可缓解。如果疼痛严重,服用硝酸甘油片也无法缓解,可把亚硝酸异戊酯小瓶(安瓿)裹在手帕或棉花中,折断后放到鼻前吸入。它的作用比硝酸甘油片快,吸入后半分钟即可奏效,但它会产生血压下降等不良反应,不建议常用。

如果心绞痛反复发作,可以服用长效硝酸甘油片,一日 3 次,每次 1～2 片;同时服用双嘧达莫(潘生丁),一日 3 次,每次 2 片,这样既能扩张冠状动脉,又能防止动脉血栓形成。在心绞痛发作时,如精神紧张、焦虑不安、

夜间失眠的时候,可服用西地泮(安定)片,一日 3 次,每次 1~2 片。患青光眼的患者,不要服用亚硝酸异戊酯和地西泮片。

注意事项:

(1)服用上述药物主要是为了心绞痛发作时的急救,急救后应速去医院继续诊治。

(2)不同厂家生产的急救药盒,其内装药品种类不尽相同,应按说明书或以医嘱为准。

七、冠心病患者有哪些常见误区

误区一:低盐饮食就是炒菜少放盐。

事实上,冠心病是由吸烟、高血脂、高血压、糖尿病和超重等多种危险因素促成的,现在多数人生活习惯发生改变,冠心病年轻化趋势非常明显,30 岁左右患冠心病也变得不再稀奇。据统计,目前 50 岁以下的冠心病患者已经占冠心病患者总数的三分之一。因此,冠心病的预防必须从改变生活方式入手,从年轻时就开始抓。

误区二:忽视心肌梗死的紧急信号——胸痛。

很多平时身体不错的人对于突然出现的轻微胸痛、胸闷症状常常不在意,然而这很可能会将自己送向"鬼门关"。冠心病最常见的表现为胸痛,急性心肌梗死病人半数以上无先兆,而以突发的胸闷、胸痛为表现(见图 2-11)。突发心肌梗死的患者病死率高达 20%,如果能及时治疗,则近期病死率可以明显下降。在平时,只要中年男性有过一次超过 20 分钟的胸闷,就要警惕可能患了严重心绞痛或冠心病。"有胸痛上医院",不是上医务室、小诊所,而是尽快呼叫急救系统,要去有抢救条件的二三级医院。

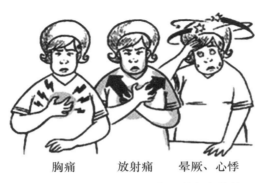

胸痛　　放射痛　　晕厥、心悸

图 2-11　易被忽视的心肌梗死的紧急信号

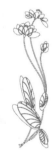

误区三：冠心病放上支架后就万事大吉了。

毫无疑问，心脏支架是冠心病病人的福音（见图2-12）。急性心肌梗死病人如及时放入支架，就可以将病死率降低到5%～6%；非急重症的心绞痛患者，如放入支架也能缓解症状，并提高体力和活动能力。但放支架毕竟只能算是一种急救治疗手段，而不是"保命符"。对于已经获救的心肌梗死病人，最重要的是二级预防——防复发。一级预防是还未发病时的防病，那么二级预防就是已经发病后防止"二进宫"，即防止第二次复发。持之以恒地在心血管专科医师指导下按时服用药物，坚持合理健康的生活方式才能延缓、阻断甚至逆转冠心病的发展，防止心肌梗死再发。

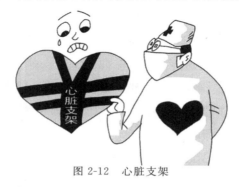

图2-12　心脏支架

误区四：高血压、高血脂病人只要血脂指标降到正常值，就不用再服药了。

不少病人觉得，既然任何药物都有不良反应，当血压、血脂指数降到正常值，病就好了，就要停药了。然而，经过服药治疗，指标达到正常值的高血压、高血脂病人是药物作用的结果，所谓降到"正常值"却并非病好了，停药必然会使血压、血脂再次升高。高血脂、高血压是冠心病的重要危险因素，防治冠心病控制血压、血脂是前提。高血压病人大部分都需要长期或终身服药，虽然每一种药都会有一定的不良反应，但并不是每一个人都会出现。以前老药不良反应比较大，在多年的应用中逐渐被淘汰，现在用的药物相对不良反应小、疗效比较好。血脂较高的人，则首先要弄清楚，什么样的标准才是正常值。比如，对于尚无动脉粥样硬化者，其理想LDL-C浓度应该在3.37mmol/L（130mg/dl）以下；但冠心病病人，要在2.59mmol/L（100mg/dl）以下；患有严重冠心病的人，则要降到2.07mmol/L（80mg/dl）以下。要遵循强化降脂的原则，将血脂保持在正常范围。

第五节　消化性溃疡

消化性溃疡是指在各种致病因子的作用下,黏膜发生炎性反应与坏死、脱落,形成溃疡,溃疡的黏膜坏死缺损穿透黏膜肌层,严重者可达固有肌层或更深(见图 2-13)。病变可发生于食管、胃或十二指肠,也可发生于胃-空肠吻合口附近或含有胃黏膜的梅克尔(Meckel)憩室内,其中以胃、十二指肠最常见。

近年来,消化性溃疡的发病率虽有下降趋势,但目前仍是常见的消化系统疾病之一。消化性溃疡在全世界很常见,一般认为约有 10% 的人在其一生中患过消化性溃疡。但在不同国家和地区,其发病率有较大差异。消化性溃疡在我国人群中的发病率尚无确切的流行病学调查资料。据统计,消化性溃疡的发病率在青年人中明显下降,在老年人中却增加了,尤其是在女性中更为明显。老年消化性溃疡是指 60 岁以上人群中发生的消化性溃疡。

本病可见于任何年龄,以 20～50 岁居多,男性多于女性(3：1),临床上十二指肠溃疡多于胃溃疡。十二指肠溃疡多发于青壮年,胃溃疡多见于中老年,后者发病高峰较前者约迟 10 年。

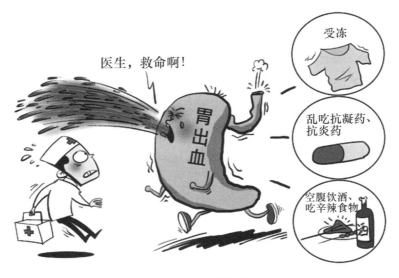

图 2-13　消化性胃溃疡发作

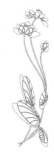

一、什么是消化性溃疡

消化性溃疡主要是指发生在胃和十二指肠的慢性溃疡,因为溃疡的形成与胃酸和胃蛋白酶的消化作用有关,故称"消化性溃疡"。

二、老年消化性溃疡的特点

临床症状常表现为腹部没有规律的隐痛、钝痛或饥饿样痛,可有唾液分泌增多、烧心、反胃、嗳酸、嗳气、恶心、呕吐等其他胃肠道症状。食欲多保持正常,但偶可因食后疼痛发作而惧食,以致体重减轻。全身症状可有失眠等神经官能症的表现,或有缓脉、多汗等植物神经紊乱的症状。上腹部疼痛是本病的主要症状。

胃溃疡疼痛的特点:餐后 1 小时疼痛→餐前缓解→进餐后 1 小时再痛,午夜痛少见。

十二指肠溃疡疼痛的特点:餐前痛→进餐后缓解→餐后 2～4 小时再痛→进食后缓解,午夜痛多见。

老年人消化性溃疡临床表现多不典型,无症状或症状不明显者的概率较高,疼痛多无规律,饮食不振、恶心、呕吐、体重减轻、贫血等症状较凸出。老年人以胃溃疡多见,且多位于胃体上部的高位溃疡,溃疡面积大,临床表现不典型,并发症随年龄增长而有所增加,以出血最常见。

三、为什么会得消化性溃疡

很多人会以为得消化性溃疡是因为平常饮食不规律引起的,而事实上并非如此,消化性溃疡的形成是由多方面因素造成的。

(1)幽门螺杆菌感染。凡有幽门螺杆菌感染的溃疡,均需与抗菌药物联合治疗,才可能根治。十二指肠溃疡患者的幽门螺杆菌感染率为 90%～100%,胃溃疡的感染率为 80%～90%。

(2)乱吃药物,如阿司匹林、消炎痛片(吲哚美辛片)、保泰松及皮质激素类药物如泼尼松、地塞米松等都会引发溃疡病,其中以阿司匹林尤甚。

(3)情绪不好、精神紧张会增加胃酸的分泌,影响胃肠道黏膜的血液营养供应,而引起溃疡病。比如,临床上经常遇到一些年轻人在过度劳累、整天紧张的情况下会发生消化道溃疡甚至出血。环境和精神因素可以影响人的免疫功能及对疾病的易感性,身体各系统的正常维系和运转需要稳定的内环境支持。

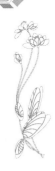

（4）暴饮暴食或者无规律饮食都可能影响胃消化功能，造成消化不良和营养不良，而营养不良可削弱胃黏膜的屏障功能，导致溃疡病的发生，并影响黏膜的修复。

（5）烟草中含有的尼古丁成分会损伤胃黏膜，因此长期吸烟可使胃酸分泌增加，使黏膜中前列腺素含量降低，削弱对胃黏膜的保护作用，从而诱发溃疡病。喝太多的酒也会对胃黏膜造成直接损伤。因此，有饮酒嗜好又经常吸烟者更容易发生溃疡病。

（6）其他慢性疾病的影响，如肺气肿患者的十二指肠溃疡发生率比正常人高 3 倍；冠心病、动脉粥样硬化会造成胃黏膜供血不佳，可影响溃疡的愈合；肝硬化患者的消化性溃疡发生率是普通人群的 2～3 倍；表面抗原阳性的乙肝患者胃溃疡发病率高达 33%。

四、如何预防老年消化性溃疡

预防消化性溃疡的发生要注意以下几个方面。首先，生活要有规律，注意劳逸结合，保持乐观情绪。其次，注意饮食卫生，杜绝烟酒刺激，烟中的尼古丁会减弱幽门括约肌的张力，易使胆汁反流，不利于消化性溃疡的愈合。另外，酒精会刺激胃黏膜，使症状加剧。

五、患有消化性溃疡的老人如何进行日常保健

老年患者发生消化性溃疡时，其临床表现往往因不典型而易被忽略，以致延误病情。因此，针对发病机制，对消化性溃疡老人应从饮食、护理两方面进行日常保健指导。

（一）饮食指导

（1）根据老人的饮食习惯和喜好安排食谱，选择营养丰富，易消化食物。在不刺激溃疡的前提下多摄入营养，以增加胃黏膜的抵抗力。主食可以面食为主，也可摄取适量的牛奶以稀释胃酸，但不宜多饮。

（2）规律进餐，少食多餐。每日 4～5 餐，定时进餐，每餐不宜过饱。最好每天每隔 3～4 小时进食 1 次，使胃中有少量食物以中和胃酸。进餐时保持心情舒畅，充分咀嚼。尽量避免刺激性食物，如浓茶、咖啡等。

（二）其他护理

（1）针对具有易患因素的老年患者，如患有慢性阻塞性肺气肿、肝硬化、肾功能衰竭、慢性胰腺炎等疾患的老年病人，应注意观察有无胃部不

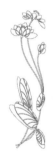

适、嗳气、流涎、恶心、黑便等症状。要保证老人有充足睡眠、开朗和乐观的心态，避免过度的精神紧张、忧虑和情绪波动。不参加打麻将等可致精神过度紧张的活动，且进食后 0.5～1 小时内避免剧烈活动。

（2）让患者了解吸烟更易引起消化性溃疡。烟叶中的尼古丁能轻度损伤胃黏膜，并加剧酒精对胃黏膜的损伤作用。因此，应劝阻老人尤其是具有消化性溃疡易患因素的老人戒烟酒。避免长期服用损害胃黏膜的药物，对需要经常服用者应注意随访观察，必要时适当应用胃黏膜保护剂。

（3）药物护理应熟悉药物的剂量、用法，了解药物的作用机制和不良反应，及时反馈情况，协助医生合理用药。了解药物的用法，同时告知药物的不良反应，注意用药后有无不良反应及用药程度，不良反应严重者告知医生做相应处理。老年患者容易漏服或停服药物，主要是由于思想压力较大，不愿服药治疗；应用药物种类多，不知道服用次序。同时，老年人因脑动脉粥样硬化而记忆力减退、智力低下，无法遵从医嘱按时按量服用药物。所以，在护理上要做好患者的思想工作，配合治疗，在照顾病人服药时应注意服药到口。家属应按药物的治疗机制，指导患者用药，如质子泵抑制剂奥美拉唑（洛塞克），该药宜饭前 30 分钟服用；幽门螺杆菌阳性者应饭后服用抗生素，避免胃肠道反应；法莫替丁等药物应在饭后 30 分钟服用。禁用或慎用致溃疡的药物，如阿司匹林、激素、消炎痛片（吲哚美辛片）等。

（4）由于老年人记忆力减退，家属应向老年患者反复讲解消化性溃疡的形成与胃酸分泌过多有关，抑制胃酸分泌可促使溃疡愈合。绝大多数胃溃疡和十二指肠溃疡的发生与幽门螺杆菌有关。各种抗酸、抗菌、保护胃黏膜药联合应用，可有效杀灭幽门螺杆菌，促进溃疡早日修复。教育病人按医嘱正确服药，学会观察疗效和不良反应，不随意停药或减药，防止溃疡复发。另外，还需定期复诊。

六、发生特殊状况如何处理

（一）怎样判断患者发生上消化道大出血

（1）呕血与黑便。呕吐鲜红色或暗红色胃内容物或（和）解出柏油样便，为上消化道出血。

（2）失血性周围循环衰竭。患者可出现头昏、心悸、乏力、出汗、口渴、晕厥等一系列组织缺血的表现。

（3）贫血及血象变化。

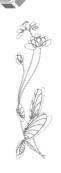

（4）氮质血症。

（5）发热。大量出血后，多数患者在 24 小时内出现发热，一般不超过 38.5℃，可持续 3～5 天。

（二）上消化道大出血的家庭自救处理

（1）及时就医。对呕血、黑便和便血确定是消化道出血后，无论出血量大小，说明存在消化道器质性病变，务必去医院就医明确诊断，小量出血可自行去医院门诊，中到大量出血应立即去医院急诊，必要时呼叫救护车。特别要警惕当突然出现上腹闷胀不适、恶心、肛门部便意紧迫感，以及面色苍白、出冷汗和心慌等症状时，是消化道出血的前兆症状。

（2）停止工作。一旦出现呕血、黑便、便血，应立即停止手中的一切工作和学习，特别是体力活动和运动，以避免出血量增多。翻身、起床等动作最好在家人的辅助下完成，咳嗽、排便等动作都要轻慢一点。

（3）暂停进食。一般情况下，应暂停进食饮水，而活动性消化道出血时需要禁食，到达医院后也不影响医生进行急诊胃肠镜检查和内镜下止血治疗。一般消化道出血停止 12 小时后，在医生指导下可饮流质，如温开水、米汤和蔬菜汤等。

（4）卧床休息。特别是中等和大量出血时应立即绝对卧床，出血停止后至少卧床 3～5 天。卧床时如仍有头昏、心慌和出冷汗时，可去掉枕头平卧、环屈膝关节抬高大腿，以保证大脑血供。

（5）避免站立。不能突然站立，尤其是在出血后 3～5 天内，防止直立性低血压、脑血供突然减少引起头昏、眼前发黑而昏倒，导致脑外伤和骨折，尤其是在夜间凌晨上完卫生间后，站立时一定要手扶把手或有家人搀扶。

（6）自然呕吐。当有呕血时，尽量让其自然呕出，不要剧烈用力呕吐诱发更大出血，也不要忍着不吐，呕血后及时用冷开水或矿泉水含漱去除口腔血渍，以防止血腥味的恶心反射加重呕血。

（7）防止窒息。在呕血患者已入睡或神志模糊时，一定要将其头偏向一侧，防止呕吐时造成窒息。一旦发现双眼上凝视、呼吸暂停，说明发生了窒息，应立即将病人侧卧，将头压低于床沿，用力拍背，使吸入气管的血液流出。

（8）口服药物。暂停服用平时口服的各种药物，特别是抗高血压药、阿司匹林等心血管病治疗药物。家中若备有云南白药，可以口服。

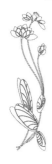

（9）留好标本。如条件许可的话，可将呕吐和便血的标本带到医院，让医生观察，必要时进行化验检查。

（10）记好病史。记住出血前的腹部症状、既往的病史和出血前的一些诱因，如是否有节律腹痛、消瘦、呕吐等症状，是否有服药、饮酒、肝病、应激和其他疾病史等，到达医院后及时告诉医生，对快速判断做出诊断很有帮助。

（三）上消化道出血的急救原则

迅速补充血容量，纠正水电解质平衡，预防和治疗失血性休克，给予止血治疗，同时积极进行病因诊断和治疗。

（四）消化性溃疡穿孔的临床表现

十二指肠溃疡比胃溃疡发生穿孔者概率高 3～10 倍，前者平均年龄 33 岁，后者平均年龄 46 岁。该病发病急、变化快，若不及时诊治，会因腹膜炎的发展而危及生命。

1. 初期

（1）突然出现剧烈腹痛，疼痛为持续样、刀割样或撕裂样，起始于右上腹或中上腹，迅速蔓延至脐周以至全腹。

（2）常能说清楚发作的具体时间、地点及当时的情况，疼痛可向肩背部放射。

（3）胃穿孔时，疼痛常向左肩部放射；十二指肠穿孔时，疼痛常向右肩部放射。约 50% 的患者伴发恶心、呕吐。

（4）常因翻身、咳嗽等动作而加剧腹痛，故患者常静卧不愿动，呈蜷曲体位。

2. 反应期

（1）穿孔后 1～5 小时，部分患者由于腹腔渗出液增多，流入腹腔的胃肠内容物被稀释，腹痛可暂时减轻，患者自觉好转，脉搏、血压、面色与呼吸亦稍恢复常态。

（2）患者仍不能做牵涉腹肌的动作，腹肌紧张、压痛、肠鸣音减弱或消失等急性腹膜刺激征象仍继续存在。

3. 腹膜炎期

（1）穿孔 8～12 小时后，多转变为细菌性腹膜炎，临床表现与其他原因引起的腹膜炎相似。

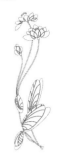

(2)患者呈急性重病容,出现发热、口干、乏力、呼吸、脉搏加快等症状。

(3)腹胀、全腹肌紧张、压痛、反跳痛,移动性浊音阳性。

(4)腹腔穿刺可抽出白色或黄色混浊液体,病情严重,抢救不及时者常因麻痹性肠梗阻、脓毒血症或败血症、感染中毒性休克而死亡。

(五)消化性溃疡穿孔的处理

(1)尽快实施外科治疗,治疗延迟超过 24 小时者病死率和并发症明显增加。

(2)禁食,胃肠减压,取半坐卧位。

(3)输液,纠正水电解质平衡和酸碱平衡紊乱。

(4)应用抗生素和抑酸剂。

(5)经非手术治疗 6～8 小时无好转反而加重者,可以进行手术,手术方式有胃大部切除术和单纯穿孔修补术。

七、消化性溃疡有哪些常见误区

误区一:随意延长抗溃疡药物疗程。

有的患者和家属认为延长抗溃疡治疗的时间,可以彻底治愈消化性溃疡,于是就随意延长药物疗程。其实并不是那么简单,经过药物治疗,溃疡愈合的时间一般需要 2 周至 3 个月。药物的干预能够缩短愈合时间,但是延长抗溃疡治疗的时间并不能彻底治愈消化性溃疡。在继续用药期间,药物只能维持溃疡愈合。消化性溃疡的复发有极其复杂的因素,多与幽门螺杆菌、非甾体类抗炎药、吸烟、精神因素等有关。另外,不同的抗溃疡药物停药后的复发率不同,质子泵抑制剂停药后的复发率最高,铋剂和硫糖铝停药后的复发率最低。因此,要彻底治愈消化性溃疡,单靠延长疗程是不行的,因为停药后溃疡的复发率为 70% 左右。

误区二:同时使用多种抗溃疡药物。

在治疗消化性溃疡的药物中,西咪替丁、硫糖铝、雷尼替丁及抗酸药物是常用的 4 种药物。研究结果发现,任何两种药物联合应用,都不比单一药物更有效。专家发现,同时应用几种抗溃疡药并不能提高疗效;相反,有时还会降低疗效。比如,碱性抗酸药可以抑制 H_2 受体拮抗剂的吸收,因此,不宜与抗溃疡药物联合使用。临床研究证明,应用单一抗溃疡药物能够收到比较满意的疗效,无须多种抗溃疡药物联合应用。如今,治疗消化性溃疡的药物有 50 多种,治疗时应该选用那些止痛效果好、溃疡愈合快、

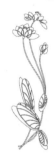

不良反应小、停药不易复发、价格低廉的药物。

误区三：长期使用抗生素。

为了把幽门螺杆菌斩尽杀绝，有的患者要求医生重复进行抗溃疡治疗。目前，正确有效的方法是：发现幽门螺杆菌未被根除时，及时调换药物，不可长期使用同类抗生素。另外，长期使用铋剂可能导致脑病，这与血液中的铋浓度有直接关系，铋浓度小于 $50\mu g/L$ 被认为是安全的，当铋浓度为 $50\sim100\mu g/L$ 就有危险了。铋剂所致的脑病主要表现为患者双手发麻、易疲劳、易激动、注意力不集中、记忆力减退等，停药以后症状可以慢慢消失，建议服用铋剂的疗程以 $4\sim6$ 周为宜。

误区四：胃痛消失即停药。

有的人以为胃不痛了，病就好了，就不需要用药了，这是错误的看法。90%左右的消化性溃疡伴有腹痛，也就是俗称的"胃疼"。这种胃痛具有长期性、反复性、周期性和节律性等特点，也是溃疡病治疗的首要目标。但是，溃疡病治疗的终极目标是促进溃疡愈合，防止并发症和预防复发。用药以后，胃痛消失了，但还不等于溃疡愈合了，因此，不能过早停药。

误区五：饮食疗法是治疗消化性溃疡的有效手段。

饮食疗法主要是通过进食高脂肪、高蛋白食物来稀释及中和胃酸，促进溃疡愈合。但是，高脂肪、高蛋白食物早就被养生学家所否定。内镜技术的发展和抑酸药物的研制成功是溃疡治疗史上的一次革命。如今，大多数专家认为饮食疗法对溃疡的治疗作用很小，应该鼓励患者正常饮食。也就是说，传统的食疗方法可以不用了。但是，在饮食方面还是要注意：有规律地进食，以维持正常消化规律，忌迟进食；细嚼慢咽，进餐不宜过急，这是因为咀嚼可以增加唾液的分泌，而唾液能够稀释及中和胃酸，并可以提高胃黏膜的屏障作用。除此之外，还需要注意不要吃零食，睡前不宜进食，饮食不宜过饱。最重要的是吸烟者必须戒烟。有人曾对治愈1年的溃疡患者进行过观察，发现吸烟者一组的复发率高达80%，非吸烟一组的复发率是52%，两者差异明显。还要忌烈性酒和浓茶，因为酒能够使胃酸分泌增加，损害胃黏膜屏障，胃黏膜的损害程度与酒精含量成正比。另外，喝茶、咖啡也能刺激胃酸分泌，故也应该适当限制饮用。

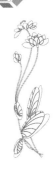

第六节 老年性痴呆

认知障碍症又称"阿尔茨海默病（Alzheimer disease，AD）"，俗称"老年性痴呆"，常见于老年期。65 岁以上老人中明显痴呆者占 2％～5％，而 85 岁以上的老人中近 50％患有不同程度的老年性痴呆。有报道称全世界大约有 5 000 万痴呆患者，每年新增病例约 1 000 万，到 2050 年全球老年性痴呆将达到 1.15 亿人。老年性痴呆患者记忆、行为、心理等方面会受到影响，逐渐丧失生活自理的能力，需要照顾者 24 小时对其进行密切监护，其功能的缺陷会随着病情的进展而变得越来越明显，严重影响患者的生存质量。

老年性痴呆根据其病因主要分为脑变性疾病引起的痴呆（这一类痴呆主要是阿尔茨海默病性痴呆）、血管性痴呆、路易体痴呆、额颞叶痴呆和混合性痴呆，其中最常见的是阿尔茨海默病性痴呆。

目前，老年性痴呆的治疗仍以药物治疗为主，但效果并不理想。临床报道护理干预能有效改善老年性痴呆患者的病情，通过对患者实施多方面的护理措施，能达到有效缓解患者病情、提高患者生活质量的目的。随着生活水平的提高、健康观念的转变，人们更加注重生命健康和生命质量，护理干预在疾病的防治、改善患者生命质量方面的作用也日益受到人们的重视与肯定（见图 2-14）。

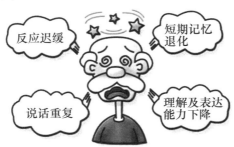

图 2-14 老年性痴呆的表现

一、什么是老年性痴呆

老年性痴呆中最常见的是阿尔茨海默病，它是一种起病隐匿的进行性发展的神经系统退行性疾病，病理改变为弥漫性脑萎缩、神经原纤维缠结、

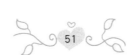

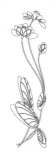

老年斑和颗粒空泡变性。65 岁以前发病者称早老性痴呆；65 岁以后发病者称老年性痴呆。

（1）症状特点：记忆障碍、失语、失用、失认、视空间技能损害、执行功能障碍，以及人格、行为改变等。

（2）分级：根据认知能力和身体功能的恶化程度分成三个阶段。

第一阶段（1～3 年）为轻度痴呆期。表现为记忆减退，对近事遗忘突出；判断能力下降，病人不能对事件进行分析、思考、判断，难以处理复杂的问题。在生活中常见的是工作或家务劳动漫不经心，不能独立进行购物，或者处理一些经济事务等，社交困难。有时尽管仍能做些熟悉的日常工作，但对新的事物却表现出茫然难解、情感淡漠；在室外时对自己所处位置定向困难，复杂结构的视空间能力差；言语词汇少。

第二阶段（2～10 年）为中度痴呆期。表现为远近记忆严重受损，简单结构的视空间能力下降，时间、地点定向障碍。比如在生活中不能独立进行室外活动，在穿衣、个人卫生及保持个人仪表方面需要帮助；不会简单的计算；情感由淡漠变为急躁不安，常走动不停，可见尿失禁。

第三阶段（8～12 年）为重度痴呆期。患者已经完全需要依赖照护者，严重记忆力丧失，仅存片段的记忆；日常生活不能自理，大小便失禁，呈现缄默、肢体僵直。

二、如何预防老年性痴呆

1. 什么会导致老年性痴呆患病率增高

2006 年研究发现，动脉粥样硬化、高血压、冠心病、糖尿病、脑卒中及低教育等是老年性痴呆的危险因素。

据研究显示，患者年龄越大，患病的可能性越大；高血压、糖尿病、冠心病、脑卒中、高血脂症和老年性痴呆密切相关；与此同时，老年性痴呆也与受教育程度、职业环境及社会活动有关。从研究数据中可以看出，低教育尤其是文盲、低职业或无正规职业、丧偶不再婚者、不参加集体活动或社团活动者老年性痴呆发生率明显增高。除此之外，研究显示，每天饮酒者患老年性痴呆的风险会增大（见图 2-15）。

2. 老年性痴呆的预防措施

（1）防治慢性疾病。加强对高血压、糖尿病、高血脂症、动脉粥样硬化、冠心病、脑卒中等慢性疾病的防治。

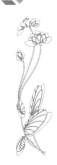

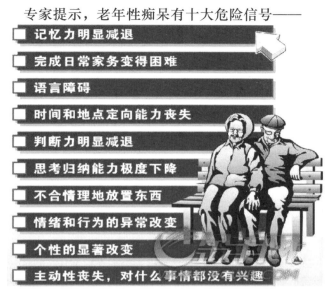

图 2-15 老年性痴呆的十大危险信号

（2）重视病前预防。应该积极防治导致痴呆的各种危险因素，如不良的生活方式和饮食习惯、情绪抑郁、环境污染等风险因素。例如，老人在离退休后，应该积极参加社会活动，广交朋友，培养兴趣，从事力所能及的脑力和体力活动，与子女生活在一起，不脱离家庭，也不脱离社会。

三、老年性痴呆患者如何进行日常保健

（一）安全指导

（1）对中、重度痴呆患者要处处事事留意其安全。不要让患者单独外出，以免迷路、走失。衣袋中最好放一张写有病人姓名、地址、联系电话的卡片或布条，万一走失，便于寻找。

（2）洗澡时注意水温不要太高，以免患者被烫伤。

（3）进食时必须有人照看，以免呛入气管而窒息，如吃鱼注意别被鱼刺卡住。

（4）患者所服药品要代为妥善保管，按时送药到患者身边并且看着患者将药服下。如果睡床低的，必要时可加栅。痴呆的老年人用药要注意，不能用作用太剧烈的安眠药，否则会造成过度嗜睡，严重时会危及生命。

（5）对长期卧床者，要注意大小便，定时勤翻身擦背，防止压疮发生。

（6）对兴奋不安的患者，应有家属陪护，以免发生意外。

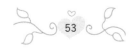

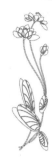

（二）饮食指导

对老年性痴呆患者应重视营养，均衡饮食，规律作息。

（1）多食用三高（高蛋白、高维生素、高纤维素）和三低（低脂肪、低糖、低盐）食品，戒烟、戒酒。

（2）合理安排一日三餐。一日三餐应定量、定时，尽量保持病人平时的饮食习惯。老年性痴呆患者多数因缺乏食欲而少食甚至拒食，直接影响营养的摄入，对这些病人要选择营养丰富、清淡宜口的食品，荤素搭配，食物温度适中，无刺、无骨，易于消化。简单、清淡、健康的地中海式饮食被欧美国家认为有预防老年性痴呆的作用。

（3）规律作息，保证足够的睡眠时间和良好的睡眠质量。

（4）建议多吃蔬菜、水果、鱼类、豆类、坚果类、谷类食品和少量乳类、肉类食品。尤其是鱼类，健康的老人血液中鱼脂酸的成分远远高于痴呆的老人。在鱼类中尤其是高油脂的鱼，如鲑鱼、鳟鱼和鱿鱼等，可有效预防老年痴呆症。但是，如果老人有"三高"，则要适量食用。

（三）运动指导

1. 坚持适度锻炼，减缓大脑衰老

经常做适度的有氧运动可以增进循环系统健康，促进足够的氧气供应大脑，保持脑细胞代谢旺盛。推荐的户外运动有散步、慢跑、打太极、做保健操等。手的运动对大脑是一种良性刺激，可增加脑血流量，满足大脑的需求，因此老年人应频繁活动手指。

2. 老有所为，勤于用脑

老年人要多走出家门，多参加社会活动。要常看有益的书报杂志、影视节目，练练书法、学学绘画，或者找人下棋、吹拉弹唱，也可学电脑、学外语、玩智力拼图和模型等。

（四）作业疗法

2002年，世界卫生组织将"作业疗法"的定义修改为："协助残疾者和患者选择、参与、应用有目的和有意义的活动，以达到最大限度地恢复躯体、心理和社会方面的功能，增进健康，预防能力的丧失及残疾的发生，以发展为目的，鼓励他们参与及贡献社会。"我们鼓励患者进行以下活动。

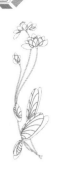

（1）个人日常生活活动。例如，个人卫生（洗脸、刷牙、梳头）、吃饭、穿脱衣服、如厕等，如不能完全独立应协助患者完成部分活动。

（2）帮助患者进行功能性的作业活动，又称"运动性的作业活动"，患者无论进行哪一种活动都必须完成相应的动作。颈椎操、手指操、折纸、下棋、排球等可以扩大关节活动范围，增加负荷，改变动作复杂性，使患者的肌力、关节活动度、协调性、体力、耐力及平衡耐力等各方面得到提高。

（3）进行心理性的作业活动，痴呆患者表现出否认、不安、急躁、抑郁、悲观等各种复杂的心理状态，通过作业活动给患者以精神上的支持，减轻患者的不安与烦恼或给患者提供一个发泄不满情绪的条件，如利用手工、绘画、编织等作业活动使患者在活动中得以解脱。

（五）其他护理

（1）培养和训练痴呆老人的生活自理能力。必须强调，帮助病人料理个人生活，并不是帮病人做一切事，也不是看着病人自己去做就不管了，其含义是进行督促、检查和指导，其目的是为了保障病人生活上的需求，训练生活自理能力，延缓智能衰退。比如，鼓励患者梳洗、进食、叠衣被、如厕，并要求其按时起床；家人或照顾者陪伴患者外出，教患者认路、认家门；带领患者干些家务活，如擦桌子、扫地；晚饭后让患者看一会儿电视。注意切不可图省事，一切包办，那样反而会加速痴呆的发展。

（2）心理疏导。老年人尽量避免不良心理刺激，家属应给予充分开导和理解，保持开朗乐观的心态、愉悦放松的心情，保持家庭和睦。

四、老年性痴呆的常见误区

误区一："老糊涂"（老年性痴呆）是正常现象，是衰老的自然过程。

老年性痴呆并不是衰老过程的必然阶段。年龄增长是老年性痴呆的重要风险因素，但不是唯一因素。80 岁以上的老年人约有 20% 患有老年性痴呆，也就是说还有 80% 的老人并不会出现老年性痴呆。

误区二：年老必然记忆差。

不论年轻还是年老，任何年龄出现明显记忆力障碍都不正常，都应当进行检查。正常情况下，老年人随着年龄的增加，其记忆力与反应能力可能会有轻微的下降，但是绝不会达到影响其日常生活与活动的程度。

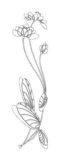

误区三：脑萎缩就是痴呆。

大脑是维持精神活动的主要器官,它是由许许多多神经细胞汇集而成的一个线路网络,是专门汇总、处理各种信息及维持人的正常精神活动的部位。人的大脑和其他体内器官一样,随着年龄的增长而出现生理性老化,人到老年有轻度的脑萎缩,是正常的生理现象。

误区四：晚期老年性痴呆病不需要治疗了。

进入晚期的老年性痴呆患者,由于记忆力和生活能力丧失而卧床、缄默、大小便失禁,完全像小孩子,如果对他们的疾病不理不睬,听其自由发展的态度是错误的。晚期老年性痴呆患者目前缺少有效的治疗方法,但良好的护理和精神上的安慰,可使晚期患者体质增强、免疫力提高,从而减少并发症,延长寿命。因此,对于晚期患者也应积极地给予治疗。

误区五：老年性痴呆患者不需要心理治疗。

任何心理社会因素对疾病的发生、治疗和预后均有重大影响。一般来说,不良的精神刺激可引起人体一系列的生理、生化、内分泌等改变,而且还通过人的神经系统造成各系统、各器官的功能改变。精神因素的长期存在可引起高血压,进而导致动脉粥样硬化,影响大脑细胞的功能。因此,消除神经刺激,创造良好的家庭环境,使患者生活在愉悦良好的环境中,可以促进患者的康复,特别是那些早期有一些自知力的患者。

误区六：只要通过"智力训练,强化记忆"等手段就能治疗老年性痴呆,而不需要通过医生或药物干预治疗。

早期老年性痴呆也需要药物治疗。患者一旦诊断为痴呆,应该立刻进行治疗,坚持用药和随访。因为借助药物治疗确实能改善患者的生活质量。在临床上也发现治疗起始较晚的患者病死率相对较高。

第七节　慢性支气管炎

慢性支气管炎是临床上常见的老年性疾病,50岁以上者发病率高达15％左右,是由内外多种因素长期反复相互作用引起支气管黏膜及其周围组织的慢性非特异性炎症,以咳嗽、咳痰或伴喘息且反复发作为临床特征的呼吸系统常见病,常反复发作,日久不愈。近年来,随着环境污染的日趋恶化及吸烟人群的不断增多,世界范围内的慢性支气管炎的发病率呈逐年上升趋势,如防治不当易发展成慢性阻塞性肺气肿、肺源性心脏病,甚至可

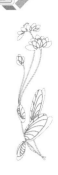

危及患者生命,严重影响患者的生活质量,危害患者身体健康。

老年慢性支气管炎是呼吸内科比较常见的慢性疾病。对于患者而言,慢性支气管炎病程长、预后差,严重影响患者的生存质量(见图2-16)。因此,对于老年慢性支气管炎的治疗始终是呼吸内科的重点工作。本病应针对病因、病期和反复发作的特点,采取防治结合的综合措施治疗。鉴于老年慢性支气管炎是老年人最常见的疾病之一,它在全球的发病率都呈上升趋势,严重影响老人的健康,应充分重视它的预防。吸烟是慢性支气管炎最重要的发病原因,被动吸烟也会明显损害健康,所以提倡戒烟。戒烟虽不能使老年慢性支气管炎的吸烟患者完全康复,却可以明显延缓病程发展,使肺功能损害得到部分恢复。另外,消除或改善大气污染也是预防老年慢性支气管炎的一个非常重要的措施。最后,合理的营养、体育锻炼、增强体质、预防感冒等也都有益于老年慢性支气管炎的预防。

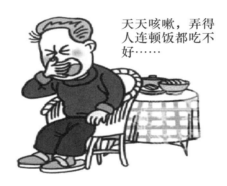

图2-16 慢性支气管炎

一、什么是老年慢性支气管炎

慢性支气管炎是气管、支气管黏膜及周围组织的慢性非特异性炎症。临床上以咳嗽、咳痰为主要症状,每年发病持续3个月,连续2年或2年以上。

（一）症状

1.咳嗽

尤其以晨起比较严重,夜间睡前也可有阵咳或排痰(见图2-17)。

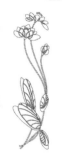

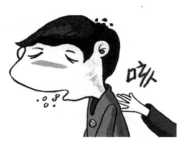

图 2-17　咳嗽

2.咳痰

痰多呈白色黏液泡沫状,之后痰转为黄脓性或黄绿痰。痰量以夜间、清晨较多。

3.喘息

在继发感染症状加剧时,常有哮喘样发作,气急不能平卧。

4.反复感染

表现为咳嗽,气急加重,痰量增加并呈脓性,可伴畏寒发热,全身乏力。

(二)分类

1.咳嗽变异型哮喘

以刺激性咳嗽为特征,灰尘、油烟、冷空气等容易诱发咳嗽,常有家庭或个人过敏疾病史。

2.肺结核

常有发热、乏力、盗汗及消瘦等症状。

3.支气管肺癌

多数有数年吸烟史,顽固性刺激性咳嗽或有咳嗽史,近期咳嗽性质发生改变,常有痰中带血。

4.肺间质纤维化

临床过程缓慢,开始仅有咳嗽、咳痰,偶有气短感。

5.支气管扩张

典型者表现为反复大量咯脓痰或反复咯血。胸部 X 线片常见肺野纹理粗乱或呈卷发状(见图 2-18)。

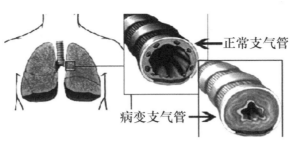

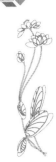

图 2-18 支气管扩张

二、慢性支气管炎的特点

(1)年龄增长,患病率升高。

(2)吸烟者患病率远高于不吸烟者。

(3)北方因气候寒冷患病率高于南方。

(4)工矿地区大气污染严重,患病率高于一般城市。

(5)中低收入人群患病率较高。

三、为什么会得慢性支气管炎

(一)外因

1. 吸 烟

吸烟者更加容易感染或发病。

2. 理化因素

如刺激性烟雾、粉尘、大气污染(如二氧化硫、二氧化氮、氯气、臭氧等)的慢性刺激,常为慢性支气管炎的诱发病因之一。接触工业刺激性粉尘和有害气体的工人,慢性支气管炎的患病率远比不接触者高。大气污染也是本病重要的诱发病因之一。

3. 气 候

寒冷及空气污染为该类疾病的主要诱因。天气寒冷时,容易形成痰液黏稠,导致呼吸道通气不畅,同时产生继发性感染,最终导致慢性支气管炎。

4. 过敏因素

尘埃、尘螨、细菌、真菌、寄生虫、花粉及化学气体等,都可以成为过敏因素而致病。

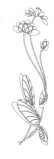

（二）内因

呼吸道局部防御及免疫功能降低。老年人常因呼吸道的免疫功能减退、免疫球蛋白减少、呼吸道防御功能退化等致患病率升高。

综合上述因素,当机体抵抗力减弱时,气道存在不同程度敏感性的基础上,有一种或多种外因存在,长期反复作用,可能会发展成为慢性支气管炎。

四、如何预防老年慢性支气管炎

慢性支气管炎的预防如图 2-19 所示。

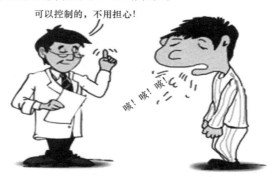

图 2-19　慢性支气管炎的预防

1. 戒烟

吸烟是慢性支气管炎的发病原因之一,因此,戒烟是预防慢性气管炎的有效方法。

2. 预防感冒

寒冷的季节应当注意保暖,避免身体着凉。

3. 调节饮食

宜食用营养价值高及富含维生素的食物,可以适量喝茶。

4. 腹式呼吸

腹式呼吸能保持呼吸道通畅,增加肺活量,减少慢性支气管炎的发作。具体方法:吸气时尽量使腹部鼓起,呼气时尽力呼出使腹部凹下;每天锻炼2～3 次,每次 10～20 分钟。

5. 注意锻炼

增强体育锻炼,可以根据自身情况,选择合适的运动方式,如散步、打太极拳、慢跑等。

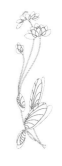

6.适度休息

避免疲劳过度导致机体免疫力低下,诱发慢性支气管炎。

五、患有慢性支气管炎的老人如何进行日常保健

(一)家庭氧疗指导

家庭氧疗可选用氧气筒、氧气袋、小型便携式化学制氧机等,使用原则为低流量、持续性、长疗程,这是一种较好的康复疗法。

(二)饮食指导

(1)指导患者进食蛋白丰富、热量高、维生素和膳食纤维充足的食物。多吃水果蔬菜,避免辛辣、油腻、刺激性食物的摄入;每天饮水 1.5 升以上,可利于稀释痰液,湿润呼吸道;加上必要的蛋白质补充,如鸡蛋、鸡肉、瘦肉、牛奶、动物肝、鱼类、豆制品等。寒冷季节应补充一些含热量高的肉类暖性食品以增强御寒能力,适量进食羊肉、狗肉、牛奶等对极度虚寒者有好处。除荤食外,还应进食新鲜蔬菜瓜果,以确保人体对维生素 C 的需要。含维生素 A 的食物亦是不可少的,有保护呼吸道黏膜的作用。

(2)不要食用寒凉食物。患慢性支气管炎的患者,病程较长,大多脾、肺、肾的阳气不足,对寒凉的食品反应较大。过食寒凉食品不利于分泌物的排出,从而加重咳喘,使痰不易咳出。

(3)不吃油炸及辛辣刺激食物。油炸等油腻食品不易消化,会导致咳嗽、气喘加重。比如,辣椒、洋葱、生蒜、胡椒粉、鱼、虾、蟹和禽蛋类、鲜牛奶制品(易使痰液变稠,感染加重)等能引起过敏或是辛辣的食物。

(三)排痰指导

指导患者进行深呼吸和有效咳痰,在生活中可以通过扣背的方法帮助患者咳痰。对于咳痰困难的患者可给予吸入雾化治疗,湿化气道,稀释痰液,促进痰液排出;对于病情严重不能自主排痰或者排痰困难的患者可给予吸痰护理,防治呼吸道阻塞。

(四)运动指导

合理休息、加强体育锻炼,以增强机体抵抗力。慢性支气管炎的急性发作期,应当卧床休息。急性期过后,可以进行适当的运动,锻炼身体。

(五)其他指导

(1)注意防寒,冬日出门时注意保暖,预防感冒。尽量少去人群拥挤的

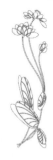

公共场所,防止被流感传染。

(2)改善居住条件,注意居室通风。

(3)用药护理。严格监督患者按时用药,对于不能自行服用的患者,家属应协助患者完成服药。

六、发生特殊状况如何处理

急性发作期,患者应当卧床休息,如有发热,应定时测量体温。痰多者,让患者深呼吸、咳嗽,同时护理者轻轻拍打患者背部。坐位时,令患者头前倾低下,由下背逐渐向上轻轻拍打,有利于痰咳出。对高龄体弱的患者,应注意勤翻身,定时观察皮肤状况。

七、慢性支气管炎患者日常照护有哪些常见误区

误区一:随意使用呼吸兴奋剂。

如果在没有改善气道阻塞的情况下,使用呼吸兴奋剂可能会适得其反,加重病情。

误区二:不恰当地给予糖皮质激素。

大剂量口服给药见于两类情况:一类是不了解哮喘治疗的进展和新观念,继续给予口服激素为主的治疗方法;另一类情况是有人以秘方的形式(如中药丸剂),在其中任意加入大剂量的糖皮质激素,患者在不知道的情况下,长期大量服用激素,结果导致严重的不良反应。

误区三:轻视对患者的教育和指导。

哮喘是慢性气道疾病,具有反复发作的特点,因确切病因不清,目前还不能根治。现在推崇的治疗方案是:采取综合性治疗措施,在客观评定病情的严重程度的基础上,建立个体化的长期治疗计划,而不只限于对急性发作的对症治疗。但在长期治疗计划的整个实施过程中,治疗能否取得满意的效果主要取决于家属的理解和配合。

小贴士

(1)天气变化、生活环境。应避免受凉、受热,防止感冒,远离灰尘、煤气、烟雾、油漆等有害物质。

(2)饮食、体力运动。饮食宜清淡,忌生冷、寒凉、过敏性刺激性的食物;体力运动要注意适度,避免过度疲劳,可选择打太极拳、气功、散步等运动。

(3)心情、卫生。据《黄帝内经》记载:"怒伤肝,喜伤心,思伤脾,恐伤肾。"所以一定要保持乐观情绪,避免消极悲观情绪,并注意生活起居方面的卫生。

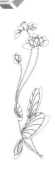

第八节 白内障

据 2018 年屈光性白内障手术新进展国际会议公布的数据显示,我国 60～89 岁人群白内障发病率约为 80％,90 岁以上人群白内障发病率更是高达 90％ 以上,是老年健康的一大杀手(见图 2-20)。随着我国人口的老龄化,白内障的患病率及绝对人数都在不断上升,发病人数将逐步迈入高峰。我国目前每年新增白内障患者近 100 万,其中近 40 万人最终失明,到 2020 年,我国积存的白内致盲者将会反向攀升至 500 万人。

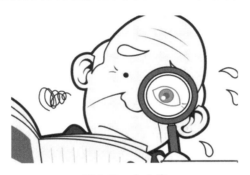

图 2-20　白内障

一、什么是白内障

很多老人年纪大了,就会视物模糊,他们会怀疑自己有了老花眼而并不引起重视,其实这很有可能是得了白内障。

由于这种眼部疾病主要发生于老年人群,按照以往习惯,常称之为"老年性白内障"(见图 2-21)。老年性白内障即年龄相关性白内障,是指中老年开始发生的晶状体混浊,并且随着年龄增加患病率明显增高。本病的发生与环境、营养、代谢和遗传等多种因素有关。

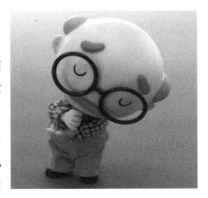

图 2-21　老年性白内障

二、老年性白内障的特点

老年性白内障在白内障中最为常见,多为双眼发病,但两眼可有先后,

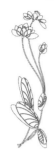

其症状为进行性视力下降而无其他不适。临床上,将老年性白内障分为后囊下、核性和皮质性三种类型。

1.后囊下白内障

在晶体后极部囊下的皮质浅层出现金黄色或白色颗粒,其中夹杂着小空泡,整个晶体混浊区呈盘状,常与皮质及核混浊同时存在,因混浊位于视轴区,早期会影响视力。

2.核性白内障

晶体混浊多从胚胎核开始,逐渐扩展至成人核,早期呈黄色,随着混浊加重色泽渐加深,如深黄色、深棕黄色。核的密度增大,屈光指数增加,病人常诉说老视减轻或近视增加。早期周边部皮质仍为透明,因此,在黑暗处瞳孔散大视力增进,而在强光下瞳孔缩小视力反而减退。故一般不等待皮质完全混浊即行手术。

3.皮质性白内障

以晶体皮质灰白色混浊为主要特征,其发展过程可分为以下四期。

(1)初发期。混浊首先出现在晶体周边部皮质,呈楔形,其尖端指向中心,散瞳后可见到眼底红反光中有黑色楔形暗影,瞳孔区仍透明,对视力无影响。

(2)未成熟期,又称膨胀期。混浊的皮质吸收水分后肿胀,混浊加重并向周围扩展,体积渐增大,虹膜被推向前方,前房变浅,有发生青光眼的可能。在未成熟期晶体前囊下皮质尚未完全混浊,用斜照法检查时,可在光源同侧瞳孔区看到新月形投影,这是此期的特征。

(3)成熟期。混浊扩展到整个晶体,皮质水肿减退,晶体呈灰白色或乳白色。视力降至眼前指数或手动以下。此时晶体囊腔内的张力降低,晶体囊与皮质易分离,是白内障手术最理想的时期。

(4)过熟期。成熟期白内障经过数年后,皮质纤维分解变成乳汁状,晶体核下沉,晶体体积缩小;对虹膜的支持力减弱,可见虹膜震颤现象;乳化状的晶体皮质进入前房,可刺激产生晶体源性葡萄膜炎;若皮质被巨噬细胞吞噬,堵塞房角可产生晶体溶解性青光眼。

三、为什么老人易得白内障

年龄是发生白内障最重要的因素。人的晶状体在一生中始终保持生长,随着人们年龄的增长,晶状体里面的密度越来越高,越来越不透光。另

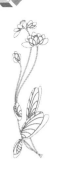

外,外伤、某些药物(如氯丙嗪、皮质类固醇和三硝基甲苯)、糖尿病等代谢性疾病也可以导致白内障。

四、哪些因素会增加患白内障的发病率

(1)年龄是老年性白内障的最大风险因素,氧化损伤是白内障重要的发病机制。研究表明随着年龄的增长,白内障发病率呈增加趋势。

(2)日照时间加长,老年性白内障发病风险增加。

(3)食物中缺乏维生素 B_2、维生素 C、维生素 E 及某些微量元素(如钙、硒、锌、镁等)可导致体内某些酶活性降低,使晶体蛋白质代谢发生障碍,同时使晶体内清除氧代谢产物活性氧的能力下降,发生白内障。

(4)患糖尿病的老年人白内障发病者较多且发展很快,与血糖浓度有关。

(5)长期局部或全身应用皮质类固醇激素,易发生白内障。

五、如何预防老年性白内障

(一)戴深色眼镜

研究指出,外出时戴深色眼镜可减少紫外线照射对眼睛的伤害,从而预防白内障的发生。

(二)摄入足够的维生素 C

人眼中维生素 C 的含量大约比血液中高出 30 倍。随着年龄增长,营养吸收和代谢功能逐渐减退,晶状体营养不良,维生素 C 含量明显下降,久而久之引起晶状体变性,导致白内障发生。

(三)预防脱水

人体在发生脱水的情况下,体内液体正常代谢紊乱,就会产生一些异常的化学物质损害晶状体,导致白内障发生。已有白内障的患者,脱水可使病情加剧。因此,一旦遇到各种原因引起的腹泻、呕吐,或在高温条件下大量出汗,都应及时补水,一般情况下只需喝白开水、茶水即可。

(四)少吃盐

有人对 3 000 名 49~79 岁的中老年人饮食情况进行观察,发现饮食多盐者患白内障是淡盐者的 2 倍。提示清淡饮食有助于防治老年性白内障。

(五)视力保护

久看、长时间近距离看电视或打牌、看书,可使患者加速眼肌疲劳和视

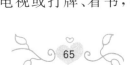

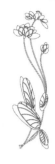

力减退。

六、白内障老人如何进行日常保健

(一)早中期白内障患者日常指导

(1)心胸要开阔,遇到不顺心的事或烦恼的家庭琐事要注意控制情绪,正确对待,保持愉快的心情。

(2)适当控制读写和看电视的时间,应控制在 1 小时之内,每隔 1 小时应闭眼休息,或做眼保健操,也可以到户外活动几分钟。

(3)饮食起居要规律,保证睡眠充足,注意劳逸结合,锻炼身体,摄入绿色食物。

(4)除此之外,叶黄素和玉米黄质具有很强的抗氧化剂作用,它可以吸收进入眼球内的有害光线,并凭借其强大的抗氧化性能,预防眼睛的老化,延缓视力减退,达到最佳的晶状体保护效果。富含叶黄素和玉米黄质的食品有绿叶蔬菜(如菠菜、甘蓝和芥菜等)和绿色的豆类(如豌豆等)。

(5)户外运动时戴深色眼镜。

(6)宜多食含锌量较高的食物。研究表明,老年性白内障病人的血清和晶状体液内含锌量明显低于健康人。故老年人平时宜多吃花生、芝麻、豆制品、动物肝、鱼、虾等含锌量较高的食物。

(7)除了做好日常的防护工作外,对于出现白内障的患者要及时进行治疗,白内障越早治疗,效果越好,对人体的影响越小。

(二)白内障患者手术前的指导

(1)饮食宜清淡、富营养、易消化、富含纤维素。多吃水果蔬菜,避免辛辣、煎炸类食物,忌坚硬食物,防止过度咀嚼。少食或不食香菜、海鲜类食品。

(2)每天饮水量<2 000ml,每次≤200ml,保持大便通畅,预防便秘,忌烟酒。

(3)注意保暖,避免受凉,有感冒、咳嗽、打喷嚏等症状消失后才能手术。

(三)白内障患者手术后的指导

(1)手术后尽量置病人于仰卧位或健康侧卧位,尽量闭目安静休息,严禁突然翻身或坐起;勿头部用力、低头弯腰、用力排便、咳嗽、打喷嚏;勿用力挤眼、揉眼;勿碰撞术眼,滴眼药水时勿给眼球施加压力,避免大声谈笑

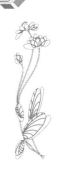

以免引起出血或植入人工晶体移位。

（2）使患者保持情绪稳定，若出现呕吐、头痛、眼胀痛、眼部红肿、分泌物增多等症状，应及时告知医生并配合处理，预防术后感染、青光眼等并发症的发生。

（3）注意眼部卫生，术后1周禁止洗澡、洗头，洗脸时用拧干的毛巾轻擦眼周皮肤，禁止脏水流入眼内，以免引起感染。

（4）出院后患者应按医嘱用药，教会病人及家属正确滴眼药水的方法。

①使用眼药水前必须检查药液的名称、浓度、有效日期、颜色，有的药物如果颜色改变，表示成分起了变化，就不能再使用。

②滴眼药前先洗手，取下眼药瓶盖时，不要碰到瓶口，将瓶口盖向上放在干净的桌面上，并保持瓶口不被污染。

③病人取仰卧位或坐位，头略后仰，用左手拇指或示指轻轻分开上下睑，但值得注意的是白内障术后病人在摘除纱布点眼药时，不能掰开上眼睑，以防引起伤口裂伤出血。嘱咐病人向上看，右手将眼药瓶口高于眼睛1厘米的距离挤出眼药水滴入下穹隆部，即下睑结膜与眼球凹陷处，每次点药水1~2滴。再将上睑轻轻提起，嘱咐病人闭眼1~2分钟，以减少药液排出，保证药效。

④如果有几种眼药水需在同一时间用时，先滴普通药，隔5分钟再滴毒性较大的药物，如与眼膏同用，先滴眼药水，隔3分钟再用眼膏。老年人的药物代谢或排泄功能减退，在使用常见的散瞳药物如阿托品或托吡卡胺后，必须轻按泪囊部2~3分钟以减少药物的全身吸收，否则容易产生毒性作用。

（5）保持术眼清洁及用眼卫生，1个月内勿用毛巾等物擦眼，外出时戴太阳镜，减少强光对眼的刺激，预防感冒及泪道感染，避免重体力劳动及剧烈活动。

（6）若出现术眼红、痛、视力下降等不适需及时就诊。

七、白内障有哪些常见误区

误区一：视物模糊就是老花眼。

老花眼是一种生理现象，随着年龄的增长，眼睛的调节能力逐渐减弱，绝大多数人在40~45岁时眼睛会出现"老花"——看近看不清楚，看远则没有什么变化。但临床上一些常见眼病，比如白内障、视神经炎、黄斑病变、青光眼、糖尿病性视网膜病变、高血压视网膜病变等，也会引发视物模糊，所以一定要通过眼底镜、眼压测量等检查来排查可疑病证。

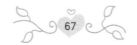

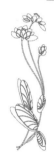

误区二：眼睛看不见才做手术。

对于白内障患者来说，如何选择最佳手术时期至关重要。很多患者认为白内障的手术时期应该等到眼睛看不见时才做手术，这种观念是错误的。目前，白内障手术时机没有一个固定的标准，但是当视力下降到 0.5 以下时，就应该积极采取手术治疗。

误区三：白内障无法防治。

年纪大了就一定会患白内障吗？白内障是伴随着年龄的增加而自然生成的疾病，人们无法防治，这种观念是不对的。白内障是由于遗传、代谢异常、外伤、辐射、中毒、老化或营养不良等因素造成的晶状体混浊，针对这些致病因素，人们在日常的生活中是可以有效防治的。

第九节　类风湿性关节炎

类风湿性关节炎（rheumatoid arthritis，RA）是一种慢性自身免疫性疾病（见图 2-22）。临床调查显示，类风湿性关节炎在我国的患病率为 0.2％～0.4％。老年类风湿性关节炎的患者发病年龄为 60 岁以上，其发病率在类风湿性关节炎中占 10％～30％。由于本病的慢性、进行性、侵蚀性等特点，如未得到及时的治疗，病情会加剧发展，是人类致残及劳动力丧失的主要原因之一。

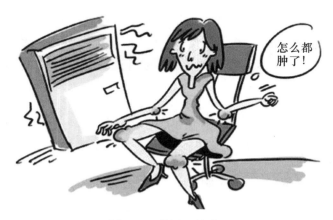

图 2-22　类风湿性关节炎

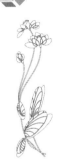

一、什么是类风湿性关节炎

类风湿性关节炎是一种机体对自身抗原发生免疫反应而导致自身组织损害所引起的疾病。

主要的表现是关节滑膜炎和缓慢性关节损伤，以关节的慢性炎症为主要特点，最终会导致骨和软骨被破坏。全世界每 100～150 人中就有 1 人患有类风湿性关节炎，我国患病率为 0.32%～0.36%。

二、老年类风湿性关节炎的特点

（1）以四肢关节畸形与体重下降、营养不良为主，其他症状如四肢小关节受损、对称性关节受损及皮下结节等，老年类风湿性关节炎患者的临床症状不典型，临床表现不明显。

（2）老年类风湿性关节炎患者因体质差、免疫力低下等原因，可能会伴发多种疾病。

三、为什么会得类风湿关节炎

（一）遗传因素

有学者对类风湿性关节炎的发病情况进行调查，认为近亲发病率较高，并且患 1 型糖尿病的妇女得类风湿性关节炎的危险比正常人高 10 倍，显示类风湿性关节炎与遗传有关。

（二）细胞凋亡

研究发现，类风湿性关节炎的发病机制与自身反应性淋巴细胞凋亡障碍有关。正常人体内存在极少量自身反应性 T、B 淋巴细胞，但并不发病。当这些自身反应性免疫淋巴细胞的凋亡发生异常，出现增生，则会诱发自身免疫性疾病，从而使自身反应性 T 细胞克隆过度生长，导致类风湿关节炎形成。

（三）其他因素

寒冷、潮湿、外伤、营养不良、精神刺激等常为本病的诱发因素。最近有人提出，大量吸烟与类风湿性关节炎的发病密切相关，并且类风湿因子浓度与吸烟的年包数呈正相关；使用染发剂也很可能增加患类风湿性关节炎的危险。

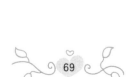

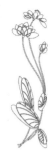

四、如何区分类风湿性关节炎

类风湿性关节炎根据中医学症状可以分为 6 种类型。

（一）风寒湿型

风寒湿型类风湿性关节炎主要表现为关节肿痛，游走不定或痛有定处，遇寒加重、遇热则减，关节屈伸不利或局部发凉，四肢关节僵硬，局部肌肤麻木，全身畏寒怕冷；大便稀疏，小便的次数和每次的量增多，而且质地清稀，无明显腥臭气味；舌淡，苔白腻，脉象沉紧或沉缓。

（二）风湿热型

与风寒湿型不同，风湿热型类风湿性关节炎的局部会有灼热发红，起病较急，关节肿胀，疼痛剧烈，手不可近，活动受限；兼有发热口渴、烦闷不安、喜冷恶热，小便（每次）量少，且颜色深黄甚至带有红；舌质偏红，苔白干或黄糙，脉滑数或濡数。

（三）气血两虚

这类患者关节疼痛、肿胀，行走艰难，面色苍白，心悸乏力，身疲困倦；舌头肿大，舌质淡，苔薄白。

（四）脾肾阳虚关节肿痛

这类患者长期反复难愈，病变骨节僵硬，活动受限，屈伸不利索；同时，可见面色淡白、肌肉瘦削、神倦乏力，食欲降低，畏寒，腰腿酸软，大便稀疏，小便的次数和每次的量增多，且质地清稀、无明显腥臭气味，夜晚尿数增多；舌质淡，苔薄白。

（五）肝肾阴虚关节疼痛

这类患者关节疼痛，肢体伸缩不方便，局部常有轻度灼热红肿，疼痛多以夜间明显；同时伴有形体消瘦、头晕目眩、耳鸣咽干、心烦少寐、手足心热、腰膝酸软；舌质红，少苔或无苔。

（六）痰瘀痹阻型关节强直

这类患者关节周围呈黯黑，疼痛剧烈、筋健僵硬、肌肉萎缩，或见关节畸型，或出现皮下结节，全身情况较差，舌质紫暗，有瘀斑。

五、如何预防类风湿性关节炎

（一）外敷治疗

中医学对于关节炎病理病机的认识已经有几千年之久，所以当患者病

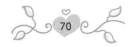

发的时候可以外敷膏药来缓解痛苦。

（二）一般治疗

如果出现关节肿痛现象，患者应该卧床休息，到症状基本消失。等到病情改善2周后逐渐增加活动，避免卧床过久导致关节失用，甚至造成关节僵直。饮食中的蛋白质及各种维生素要及时补充，贫血显著的老人可以给予少量输血。如有扁桃体炎等，在老人身体状况允许的情况下，应尽早摘除。

（二）微创介入治疗

通过微创治疗，采用毒碱介入术、生物元素、药物离子导入术，从局部介入到全身。同时可以内服中药，这样既可以激活人体免疫功能，又能清除人体风毒湿毒，双管齐下，起到修复受损的骨质和神经、强筋壮骨、活血行气、疏通经络的作用。

六、类风湿性关节炎老人如何进行日常保健

对类风湿关节炎患者可以从饮食、运动和护理三个方面着手进行日常保健。

（一）饮食指导

饮食主要有两种方法。一为"补充治疗"，二为"取消治疗"。所谓"补充治疗"，即补充类风湿关节炎病人体内缺乏或对缓解疾病有益的食物，如鱼油和夜樱草油；所谓"取消治疗"，是指去掉饮食中病人不能耐受的食物。

鉴于以上两方面，推荐下列一些饮食建议。

（1）选择容易消化的食物，烹调方式应以清淡爽口为原则，少吃辛辣、油腻及冰冷的食物。

（2）多吃开胃的食物，如大枣、薏苡仁等，尤其薏苡仁具有去湿祛风的作用，煮成薏苡仁粥或加入绿豆一起煮都是很好的选择。

（3）尽可能减少脂肪摄入，热量来源以糖类和蛋白质为主。若是体重超过标准，要逐渐减轻体重。

（4）身体若属热性，应多吃绿豆、西瓜等食物；若属寒性，则应吃羊肉或牛肉等，但摄入量不宜过多。

（5）若服用阿司匹林，一定要在饭后才能服药，因为此药容易对胃造成伤害，并且容易造成缺铁性贫血。

（6）适当补足维生素A、维生素C、维生素D、维生素E或含钙、铁、铜、锌、硒等矿物质食物，以增强免疫力及预防组织氧化或贫血。

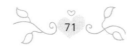

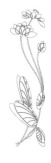

（7）若有服用类固醇药物容易造成食欲大增、水钠潴留和骨质疏松症，因此需要控制食物的摄取，以免体重急剧上升，而含盐量高的调味料和加工食品尽量减少食用，多摄取含钙食物如脱脂牛奶、传统豆腐等。

（二）运动指导

（1）不要长时间躺在床上，不要剧烈运动，可以选择坐位或卧床进行运动。将右腿打直，小腿与足部往上提，离地 30 厘米以上，持续 5 秒钟后放下，左腿也以相同动作重复，每日可多做几次，以能负荷为原则。

（2）冬季清晨起床时要注意保温，可以做些暖身运动。将双手向前伸直，手掌向下，往下、往后做伸展划水的动作；或者将双手举高至脸部，掌心朝向脸部，吸气后，双手向上、向外伸展，然后缓缓放下。

（三）一般护理

（1）寒冷的冬天要注意保暖，关节疼痛时可以试试热水浴，减轻疼痛。

（2）切勿任意进行推拿、按摩、拔罐等传统治疗关节疼痛的方法，以免病情加重，造成无法弥补的伤害或延误治疗的黄金时机。

（3）要有耐心地配合医师进行长期的治疗，定时服药，定期复诊，并接受指定专业的复健师进行正确的复健治疗。若有任何的不舒服情况发生，应立即告知医生。

七、类风湿性关节炎有哪些常见误区

误区一：抗风湿治疗就是消炎止痛。

很多病人包括基层医生也认为，抗风湿就是要用消炎镇痛药。服用消炎止痛药物后关节不痛了，就好了。其实治疗类风湿关节炎，关键是防止关节破坏和畸形。目前治疗类风湿关节炎的药物除镇痛消炎药外，主要是慢作用抗风湿药，还有糖皮质激素、免疫抑制剂、生物制剂、中成药等。

误区二：关节痛就不想动，不想动就卧床。

类风湿关节炎病人要坚持适当的锻炼，可以保持体质和恢复关节功能。否则，身体会日渐衰弱，四肢甚至全身肌肉出现失用性萎缩、关节僵直、变形，成为终身残疾。病人在关节肿胀的急性期需要休息，过了急性期，可在床上做髋、膝、踝关节的屈伸运动，也可理疗。逐渐加强穿衣、吃饭、洗澡等生活能力的锻炼，以防止关节变形。值得提倡的是在温水中活动，除了可以减轻关节疼痛、促进肌肉放松外，还可改善关节活动度、肌力及耐力。

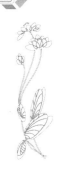

误区三：关节痛加上类风湿因子阳性，就是类风湿性关节炎。

因为类风湿因子本身是人体产生的针对变性免疫球蛋白 G 为抗原的一种自身抗体，由于首次在类风湿性关节炎病人的血清中发现，所以被称为类风湿因子。同样，类风湿因子阴性也不能就排除类风湿关节炎，临床上有少数病人类风湿因子始终都是阴性。

误区四：自服"纯中药秘方、祖传秘方"。

尤其要提醒患者一定要警惕这些所谓的"纯中药秘方、祖传秘方"等，用药一定要正规，不要自行服用没有药品批号、禁忌证、厂家地址等信息的药物，要用有国药准字号的药物，以免误服激素。

第十节 骨质疏松

骨质疏松症（osteoporosis，OP）是以骨强度降低和骨折风险性增加为特征的一种全身性骨疾病（见图 1-23），严重威胁着老年人的健康。随着我国社会人口老龄化程度的加剧，老年人骨质疏松症及其导致的骨折症状引起社会的广泛关注。老年人群骨质疏松症发病率高，60～69 岁老年妇女骨质疏松发生率高达 50％～70％，老年男性发生率约为 30％，而因此导致的髋部骨折发生率高达 16％～20％。老年人骨骼肌肉系统的衰退会造成肌肉萎缩、骨质减少，进而引起肌力减退、运动能力和平衡能力下降、步行缓慢、骨脆性增大、易骨折，最终导致老年人生活质量下降。如何从肌肉、骨骼方面研究其与骨质疏松的关系非常迫切和重要。

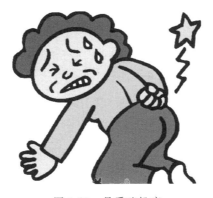

图 1-23 骨质疏松症

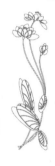

一、什么是骨质疏松症

(一)定义

骨质疏松症是中老年人最常见的骨骼疾病。骨质疏松症是一种全身性疾病,它的主要特征是骨矿物质含量低下、骨结构破坏、骨强度降低、易发生骨折。疼痛、驼背、身高降低和骨折是骨质疏松症的特征性表现,但有许多骨质疏松症患者在疾病早期常无明显的感觉。骨质疏松性骨折是脆性骨折,通常在日常负重、活动、弯腰和跌倒后发生(见图1-24)。

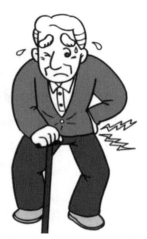

图1-24 骨质疏松性骨折

(二)症状

(1)疼痛。原发性骨质疏松症最常见的症状是腰背痛,占疼痛患者的70%～80%。疼痛沿脊柱向两侧扩散,仰卧或坐位时疼痛减轻,直立时后伸或久立、久坐时疼痛加剧;日间疼痛轻,夜间和清晨醒来时,以及弯腰、肌肉运动、咳嗽、大便用力时疼痛加重。

(2)身长缩短、驼背。脊椎椎体前部几乎多为松质骨组成,而且此部位是身体的支柱,负重量大,容易压缩变形,使脊椎前倾、背曲加剧,形成驼背。随着年龄的增长,骨质疏松加重,驼背曲度加大,致使膝关节受拘束显著。

(3)骨折。这是退行性骨质疏松症最常见和最严重的并发症。

(4)呼吸功能下降。胸、腰椎压缩性骨折,脊椎后弯,胸廓畸形,可使肺活量和最大换气量显著减少,患者往往可出现胸闷、气短、呼吸困难等症状。

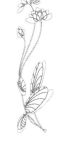

二、老人骨质疏松的特点

（1）骨质疏松早期并无明显的临床症状，由于患者没有任何不适感，骨质疏松常被称为"静悄悄的疾病"。如果发展到中晚期，则出现疼痛、身体畸形、骨折等症状。如能在早期及时发现，并且加以预防，则可避免疼痛、身体畸形和骨折症状的出现。

（2）老年人骨质疏松症的临床表现除腰背疼痛、身长缩短、驼背及骨折外，还包括呼吸功能下降。

三、为什么会得骨质疏松症

人的一生其骨量的变化可分为三个阶段。第一阶段为骨量上升期，人在出生后骨量不断增长，30～35 岁达到骨峰期；第二阶段是骨代谢平衡期，女性 30～50 岁（绝经期），男性 30～70 岁；第三阶段为骨量减少期，这种非病理性骨组织量减少可称为骨质疏松症。如果这种减少速度受各种因素影响而加快，导致全身骨量减少，骨皮质变薄，骨小梁减少、变形、变细及排列紊乱，骨骼多孔缺钙，质地疏松脆弱并出现骨痛等症状，从而易发生病理性骨折，即为骨质疏松。一切影响破骨细胞和成骨细胞数目和功能的因素，都与骨质疏松的发生有关。青春期是骨量发育的关键时期，在这个阶段若骨形成不足可降低骨峰值，骨峰值越小越容易发生骨质疏松症。骨丢失量和丢失速度也是影响人体骨量的因素。另外，骨形成受遗传、营养、生活方式、激素等多种因素的影响。

四、如何预防骨质疏松症

（一）什么会增加患骨质疏松症的机会

1.营养不均衡

（1）钙缺乏。钙是骨骼的重要组成部分，骨质疏松的发生主要与机体的钙缺乏有关。如果饮食中钙摄入量不足，或是肠道对钙的吸收减少，就会引起机体负钙平衡。为了维持正常的血钙水平，机体会通过增加甲状旁腺激素分泌等促进骨质溶解，使骨骼中的钙"迁徙"到血液中，导致骨质减少，即骨量丢失。这种钙入不敷出的状态长期延续，骨质就会变得疏松多孔而易于发生骨折。

（2）膳食钙磷比例不平衡。膳食钙磷比例不平衡会影响钙的吸收。膳

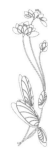

食中钙磷的适宜比例为儿童2∶1或1∶1,成人1∶1或1∶2。任何一种元素过多都会干扰另外一种元素的吸收,并增加其排泄。我国营养调查显示,居民每日膳食中钙含量为405.6毫克,磷为1047.6毫克,钙磷比例为1∶2.6,磷的比例偏高,这也可能是我国骨质疏松症发生率较高的原因之一。

(3)维生素D缺乏。维生素D可以促进小肠对钙的吸收,调节血液中钙的含量。阳光中的紫外线可促进皮肤内的维生素D合成。如果人体对维生素D膳食摄入不足或缺乏日照等,就会造成体内维生素D水平过低,影响钙的吸收。

(4)脂肪摄入过多。膳食中的脂肪,特别是饱和脂肪酸摄入过多时,会与钙结合形成不溶性皂钙,并由粪便排出,从而使结合的钙丢失。另外,膳食中的植酸、草酸等都能和钙结合形成不溶性盐而影响钙的吸收。

(5)长期蛋白质摄入不足。长期蛋白质营养缺乏,可导致骨基质蛋白合成不足,新骨生成减少。若同时存在钙缺乏,那么发生骨质疏松的风险性就会增加。

(6)微量元素摄入不足。当人体内缺锰时,破骨细胞的活性便会增强,而成骨细胞的活性却受到抑制,成长速度减慢,造成成骨障碍。临床研究表明,骨质疏松症患者体内锰的含量仅为正常人的1/4。镁、锌等摄入不足,也会对骨量的维持产生不良的影响。

骨质疏松的危险因素如图1-25所示。

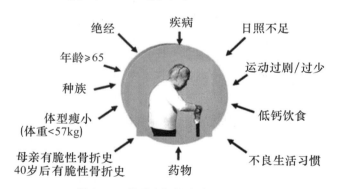

图1-25　骨质疏松的危险因素

2.内分泌失调

卵巢功能减退、雌激素分泌下降是妇女绝经后骨质疏松症高发的主要原因。雌激素减少会加速骨量流失,导致骨密度下降。此外,肾上腺皮质功能亢进时,糖皮质激素能抑制成骨细胞活动,影响骨基质的形成,增加骨

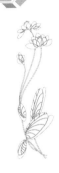

质吸收,使骨骼变得脆化。雄激素缺乏、甲状旁腺激素分泌增加、降钙素分泌不足、甲状腺功能亢进和减退、垂体功能紊乱等亦可导致骨质疏松症。

3. 年龄和性别的影响

骨质疏松症多见于 65 岁以上的老人和绝经后的妇女。一般情况下,人体 90% 的骨量累积在 20 岁前完成,10% 在 20～30 岁之间完成,并在 30 岁左右达到骨峰值。在骨骼达到骨密度峰值以前,骨代谢非常旺盛,摄入的钙会很快被吸收进入骨骼中沉淀,骨骼生成迅速,骨钙含量高,骨骼最为强壮。骨密度峰值越高,老年后发生骨质疏松症的情况就越少,发病年龄越迟。骨密度峰值期过后,破骨细胞相对活跃,开始出现生理性的骨量减少,骨质总量将以每年 0.2%～0.5% 的速度递减,女性绝经、男性 60 岁以后减少更加明显。

4. 运动不足

骨骼发育程度、骨量大小与运动密切相关。运动是刺激成骨细胞活动的重要因素。运动不足,特别是户外运动减少,一方面会抑制成骨细胞的活性,影响骨骼的重建;另一方面接受紫外线的机会减少,会使维生素 D 合成降低,影响肠道对钙的吸收,使骨质变得疏松。

(二)如何预防

骨质疏松症给患者生活带来极大的不便和痛苦,治疗收效很慢,一旦骨折又可能危及生命。因此,要特别强调落实以下三层级预防。

1. 一级预防

应从儿童、青少年做起,如注意合理膳食营养,多食用含钙(Ca)、磷(P)高的食物,如鱼、虾、虾皮、海带、牛奶(250 毫升含钙 300 毫克)、乳制品、骨头汤、鸡蛋、豆类、精杂粮、芝麻、瓜子、绿叶蔬菜等。坚持科学的生活方式,如坚持体育锻炼,多接受日光浴,不吸烟、不饮酒,少喝咖啡、浓茶及碳酸饮料,少食糖及食盐,动物蛋白也不宜食用过多,晚婚、少育,哺乳期不宜过长,尽可能保存体内钙质,丰富钙库,将骨峰值提高到最大值是预防生命后期骨质疏松症的最佳措施。加强骨质疏松的基础研究,对有遗传基因的高危人群重点随访,早期防治。

2. 二级预防

人到中年,尤其是妇女绝经后,骨丢失量加速进行。此时期应每年进行一次骨密度检查,对骨量快速减少的人群应及早采取防治对策。近年

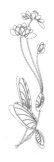

来,欧美各国的多数学者主张在妇女绝经后3年内即开始长期雌激素替代治疗,同时坚持长期预防性补钙或用固体骨肽制剂骨肽片进行预防,以安全、有效地预防骨质疏松。日本学者则多主张用活性维生素D(罗钙全)及钙预防骨质疏松症,注意积极治疗与骨质疏松症有关的疾病,如糖尿病、类风湿性关节炎、脂肪泻、慢性肾炎、甲状旁腺功能亢进/甲状腺功能亢进、骨转移癌、慢性肝炎、肝硬化等。

3.三级预防

对退行性骨质疏松症患者应积极进行抑制骨吸收(雌激素、降钙素、钙),促进骨形成(活性维生素D),使用骨肽片等药物治疗,还应加强防摔、防碰、防绊、防颠等措施。对中老年骨折患者应积极手术,实行坚强内固定,早期活动,体疗、理疗、心理治疗、营养摄入、补钙、止痛、促进骨生长、遏制骨丢失,提高免疫功能及整体素质等综合治疗(见图1-26)。

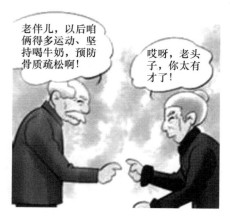

图 1-26　骨质疏松症的预防

五、骨质疏松老人如何进行日常保健

骨质疏松的护理方式有很多,其中及时改善病因是一个重点。若是由于钙元素缺乏所引起的骨质疏松,就一定要及时补充钙元素;但也需要注意患者是不是酸性体质,若患者是酸性体质,需要从根本上改善这种体制。下面就骨质疏松的护理措施进行介绍。

(一)一般指导

过量饮酒不利于骨骼的新陈代谢;喝浓咖啡会增加尿钙排泄,影响身体对钙的吸收;摄取过多的盐及蛋白质亦会增加钙流失。日常生活中应该避免形成上述不良习惯。

（二）饮食指导

避免酸性物质摄入过量,加剧酸性体质。大多数的蔬菜水果都属于碱性食物,而大多数的肉类、谷物、糖、酒、鱼虾等食物都属于酸性食物,健康人每天的酸性食物和碱性食物的摄入应遵守1∶4的比例。壳寡肽为一种动物性活性碱,能迅速排除人体体液偏酸性物质,维持血液中钙浓度的稳定,保持人体弱碱性环境,预防和缓解骨质疏松。

1.食疗方法

骨质疏松患者可多食富含钙的食物,如奶制品(酸奶、牛奶、奶酪、脱脂牛奶)、大豆制品、鱼和贝类、绿色和黄色蔬菜、藻类等;可多摄入富含维生素D的食物,如海鱼、动物肝脏、蛋黄和瘦肉;可多摄入富含维生素K的食物,如绿色蔬菜、纳豆、海藻、茶叶等。

(1)二黄红黑粥。原料:黄芪20克,粳米50克,红枣10枚,黑芝麻、核桃仁各10克,黄豆粉20克,冰糖适量。制法:黄芪洗净,水煎2次,每次用水400毫升煎半小时,2次混合,去渣留汁于锅中,再将粳米淘净放入,武火烧沸后,加入红枣、黑芝麻、核桃仁和清水200毫升,转用文火熬至粥将成时,下黄豆粉、冰糖搅匀,继续熬至糖溶粥成。功效:用于老年人骨质疏松症。服法:每日早、晚空腹服。

(2)羊骨汤。原料:新鲜羊骨(以羊胫骨、羊脊骨为佳)500克,羊肾(以带有肾上腺脂者为好)1对,料酒、葱、姜、盐、味精、五香粉适量。制法:将新鲜羊骨洗净、砸碎,与剖开洗净的羊肾同入锅中,加水适量,以武火烧沸,撇去浮沫,加料酒、葱段、姜片、精盐,转煨炖1～2小时。待汤汁浓稠时加味精、五香粉适量,即可出锅。功效:温补肾阳,强筋健骨,补充钙质。用于老年人缺钙、骨质疏松、食欲缺乏。服法:佐餐当汤,随量饮汤、吃羊肾。

骨质疏松症是老年人的常见病、多发病。目前,针对骨质疏松症的治疗,以抗骨质疏松的药物治疗为主,以补充钙剂和维生素D为基础,配合抑制骨破坏或促进骨形成的药物。该治疗方法通过减少骨量流失、增加骨密度,从而提高骨强度,改善症状。①宜供给充足的钙质。要常吃含钙量丰富的食物,如排骨、脆骨、虾皮、海带、发菜、木耳、桶柑、核桃仁等。②宜供给充足的蛋白质。可选用牛奶、鸡蛋、鱼、鸡、瘦肉、豆类及豆制品等。③宜供给充足的维生素D和维生素C,因其在骨骼代谢上起着重要的调节作用。应多吃新鲜蔬菜,如苋菜、雪里蕻、香菜、小白菜,还要多吃水果。

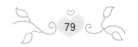

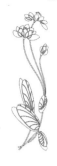

2.食物禁忌

(1)辛辣、过咸、过甜等刺激性食品。

(2)吸烟、喝酒。

六、发生特殊状况如何处理

1.骨折

骨质疏松症骨折发生多在扭转身体、持物、开窗等室内日常活动中,即使没有明显较大的外力作用,也会发生骨折。骨折发生部位为胸、腰椎椎体及桡骨远端和股骨上端。

2.紧急救护

一般原则是就地包扎、止血、固定和护送。

3.突发骨质疏松骨折的判断

注意有无心脏骤停、窒息、大出血、休克及开放性气胸等,应有针对性地进行急救,病情平稳后再进行骨折的处理。

4.出血的处理

(1)止血法。①加压止血法。用无菌纱布或干净布进行加压包扎,一般即可止血。②止血带止血法(见图1-27)。如大出血,用加压止血法不能止血时,可用止血带暂时阻断血循环,上止血带不要过紧,以免压伤神经、肌肉、皮肤;包扎过松,仅压迫静脉而没压迫动脉,反而加重出血。扎止血带后注意时间,不应超过1个小时。③钳夹或结扎止血法。清创后可先将血管结扎或钳夹,然后送医进一步处理。

(2)固定。将伤肢固定,有减少疼痛、保护骨折位置及防止骨端损伤血管、神经的作用。一般可用预制的夹板,固定伤肢上下关节,上肢可贴胸固定,可用健侧下肢固定患侧下肢。

(3)治疗休克。给氧、保暖、迅速止血,恢复血循环,必要时给血浆或液体。

(4)止痛。剧烈疼痛可引起

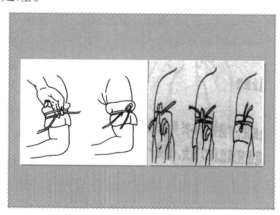

图1-27 止血带止血法

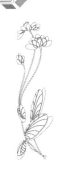

休克,因此,剧痛者给予止痛剂哌替啶50毫克肌内注射。

七、骨质疏松症患者日常照护有哪些误区

骨质疏松症是中老年人,尤其是女性最常见的骨骼系统疾病。其实,骨质疏松症是可防可治的,关键要提高对该病的重视,及早预防,密切监测。对于骨质疏松症,很多人存在以下误区。

误区一:补钙等于治疗骨质疏松症。

钙的摄入可以减缓骨量的丢失,改善骨矿化,但用于治疗骨质疏松症时,应与其他药物联合使用(见图1-28)。目前,并没有充分的证据表明单纯补钙可以替代其他抗骨质疏松药物的治疗。因此,治疗骨质疏松症不是只补钙,而是提高骨密度、增强骨强度和预防骨折的综合治疗。患者应到正规医院的骨质疏松中心接受规范治疗。

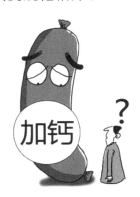

图1-28 治疗骨质疏松症

误区二:喝骨头汤能够预防骨质疏松症。

骨头汤中的钙含量有待确定,骨头汤里大量的脂肪也会对老年人的身体健康造成危害。预防骨质疏松症应注意饮食多样化,少油少盐,不宜多吃高蛋白质和含咖啡因的食物。

误区三:骨质疏松症症与年轻人无关。

骨质疏松症不是老年人特有的疾病,年轻人同样需要注意。人体骨骼中的矿物质含量在30岁以后达到最高的峰值骨量。峰值骨量越高,意味着人体中的骨矿储备越多,到老年发生骨质疏松症的时间越推迟,程度也越轻。很多年轻人,尤其是年轻女性节食减肥,体重降下来的同时,给骨骼也埋下了隐患。减肥是减掉体内脂肪,不要同时减掉骨骼的重量,最好通过适量运动来保持体型。

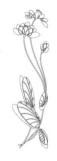

误区四：老年人治疗骨质疏松症为时已晚。

很多老年人认为骨质疏松症无法逆转，到了老年期治疗已没有多大效果，因此放弃治疗。从治疗的角度而言，治疗越早，效果越好。所以，老年人一旦确诊为骨质疏松症，应尽早接受正规治疗，以预防骨折、提高生活质量。

误区五：发现骨质疏松症靠自我感觉。

多数骨质疏松症患者在初期都无异常感觉或感觉不明显。患者发现骨质疏松症不能靠自我感觉，更不要等到发觉腰背痛或骨折时再去诊治。高危人群无论有无症状，都应定期去医院进行骨密度检查，以帮助了解骨密度的变化。

误区六：患骨质疏松症无须看医生。

骨质疏松症是慢性疾病，常常被忽视，高危人群应该及时到正规医院的骨质疏松中心接受诊断和治疗。对于已经确诊为骨质疏松症的患者，应及早到正规医院接受专科医生的综合治疗。

误区七：骨质疏松症容易发生骨折，宜静不宜动。

保持正常的骨密度和骨强度需要不断的运动刺激，缺乏运动就会造成骨量流失。体育锻炼对于防止骨质疏松具有积极作用。另外，如果不注意锻炼身体，出现了骨质疏松，肌力也会减退，对骨骼的刺激会进一步减少，不仅会加快骨质疏松的发展，还会影响关节的灵活性，容易跌倒，造成骨折。规范护理、普及预防知识、适当锻炼、合理饮食可促进重度骨质疏松症患者的康复，并有效减少骨折的发生。

第十一节　膝关节骨关节炎

据世界卫生组织调查研究资料显示，我国的骨关节炎患者超过人口总数的 10%，多达 1 亿以上，且发病率随年龄增加而增高，约有 8 000 万人口有骨性关节炎的 X 线表现，其中约 4 000 万人有相关症状。目前，全世界骨关节病患者已超过 4 亿。在亚洲地区，每 6 个人中就有 1 人会在一生的某个阶段患上骨关节炎疾病。骨关节炎疾病多发于中老年人，且女性多于男性，其中膝关节炎约占关节炎的 40%，占骨科膝痛患者的 50%，是制约人口劳动力和生活质量的一个严重疾病（见图 1-29）。

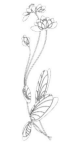

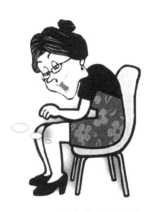

图 1-29　膝关节骨关节炎

一、什么是膝关节骨关节炎

骨关节炎(osteoarthritis,OA)是一种累及中老年人的关节软骨和软骨下骨进行性破坏和关节滑膜反应的疾病,以骨质改变、滑膜炎症和软骨丢失为主要特征。膝关节骨性关节炎(knee osteoarthritis,KOA)指由多种因素引起的关节软骨纤维化、皲裂、溃疡、脱失而导致的关节疾病。

二、膝关节骨关节炎的特点

膝关节骨性关节炎对关节的损伤主要表现为关节软骨进行性损耗、关节间隙狭窄、软骨下骨硬化和骨赘形成。膝关节骨关节炎可以引起关节疼痛、僵硬、肿胀、关节不稳及肌肉无力,从而影响患者的运动功能。主要临床特点包括以下几点。

(1)发病缓慢,多见于中老年肥胖女性,往往有劳累史。

(2)膝关节局部有压痛,活动受限。膝关节活动时疼痛的特点:起初疼痛为阵发性,后为持续性,上、下楼梯时疼痛明显,以下楼梯更突出;单侧或双侧交替出现;极少数患者可出现交锁现象或膝关节积液。

(3)关节活动时有弹响、摩擦音。部分患者关节肿大,多因关节积液或关节边缘骨质增生、骨赘形成所致;严重者可出现膝关节内、外翻畸形。

三、为什么会得膝关节骨关节炎

(一)损伤和使用过度

长期的不良姿势、负重用力、体重过重,导致膝关节软组织损伤。常见

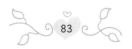

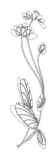

的膝关节损伤包括软骨、韧带的损伤及骨折。在毫无准备的情况下,即使是看起来很轻微的负荷,如路边失足、楼梯踏空也可引起膝关节的损伤,成为膝关节骨性关节炎的主要致病因素。因此,大家在平时走路的时候,尤其是下台阶时要特别注意。

另外,负重关节的支持结构如韧带、肌腱或半月板有损伤者,即使不进行增加负重关节紧张性的活动,也会因为关节保护功能减退或丧失而易发生膝关节骨性关节炎。异常状态下的关节,如在髌骨切除手术后膝关节处于不稳定状态,关节承受肌力不平衡再加上局部压力,就会出现软骨的退行性变。在此说明一点,正常的关节活动甚至剧烈运动后是不会出现骨性关节炎的。

(二)衰老与老化

随着年龄增长,供应关节的血液量减少,骨与软骨连接处的重建率降低,使软骨营养不良,软骨基质减少而发生纤维化,关节软骨日渐粗糙、变薄,原先不负重软骨区域承受了较重的压力,一旦机械力超过了关节软骨的承受能力,软骨细胞出现损伤,就会释放降解酶,导致软骨丧失,这是老年人常常出现的情况。

由于增龄,肌肉、神经系统功能降低,对外界刺激反应不灵活,更容易导致关节损伤。尤其是绝经期的妇女,性激素失衡加剧了骨质疏松,更易导致骨关节病的发生与发展。当软骨下骨小梁变薄、变僵硬时,其承受压力的耐受性就降低。因此,骨质疏松者出现骨关节炎的概率很高,而骨质疏松症患者中女性占多数,这也是膝关节骨关节炎患者中女性比例高的主要原因之一。

(三)肥胖

肥胖程度与膝关节骨关节炎的发病率成正比,同时,肥胖也是关节炎加重的因素。人在站立或行走时,膝关节承受着整个人体的重量,在半蹲位时,关节局部的压力成倍增长。因此,超重更容易造成关节软骨的损伤,须注意控制体重。

(四)遗传因素

据全世界范围的统计,不同种族人群的关节受累情况是不同的,如髋关节、腕掌关节的骨性关节炎,在白种人多见,在有色人种中少见。

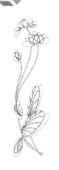

四、如何预防膝关节骨关节炎

1.早期预防

早期预防重在有规律、适度的锻炼,保持健康的状态,减少各种危险因素的产生,防止疾病的发生。

(1)肥胖与膝关节骨关节炎的关系最为密切,是能够改变的首要风险因素。一旦发生膝关节骨关节炎后再降低体重,效果就不十分理想。

(2)尽量避免大的膝关节外伤,避免反复的膝关节屈曲和负重是另外两个能够降低膝关节骨关节炎发病率的潜在性调节因素。

(3)生活中注意补钙,应以食补为基础,要注意营养的平衡,多食奶制品(如鲜奶、酸奶、奶酪)、豆制品(如豆浆、豆粉、豆腐、腐竹等)、蔬菜(如金针菜、胡萝卜、小白菜、小油菜)及紫菜、海带、鱼、虾等海鲜类;同时,应多晒太阳及补充维生素 D,以促进钙吸收。

2.中期预防

重点在于尽早发现病情,及时治疗,阻止病情的发展。

3.晚期预防

主要是阻止关节功能障碍的发生,减轻患者痛苦和给予相应的临床治疗。

五、膝关节骨关节炎如何进行日常保健

(一)饮食指导

患者应多吃含蛋白质、钙质、胶原蛋白的食物,如牛奶、奶制品、大豆、豆制品、鸡蛋等,以便补充蛋白质、钙质,防止骨质疏松,促使软骨及关节润滑液的生长;补充雌激素,使骨骼、关节更好地进行钙质的代谢,减轻关节炎的症状。注意尽量避免身体肥胖。

(二)心理指导

膝关节骨关节炎患者的心理主要表现为:精神差、焦虑、食欲不振、睡眠差。照护者应做到聆听患者的讲述,做到耐心、诚心、爱心,包括疾病相关的各种疑惑引发的叙述和生活自理困惑的叙述;鼓励患者自理,促进功能锻炼,主动为患者提供生活指导,如有效、可操作性的健康信息的输出,避免患者由于病情或临床出现的一些症状产生过重的心理压力。耐心向

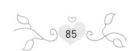

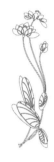

患者说明此病的病因、相关因素、病理过程、防治方法等。避免由于病情缠绵,迁延时间长,造成患者焦虑、烦躁的心理压力。

（三）日常生活指导

（1）按时休息,避免过度劳累,减少负重,注重防止对膝关节的进一步磨损,避免长时间频繁上下楼、跑步、爬山等对膝关节磨损较大的运动,避免跌打扭伤。

（2）注意走路和劳动的姿势,不要扭着身体走路和干活。避免长时间下蹲,因为下蹲时膝关节的负重是自身体重的 3～6 倍,工作时下蹲（如汽车修理工、翻砂工）最好改为低坐位（坐小板凳）;长时间坐着和站着,也要经常变换姿势,防止膝关节固定一种姿势而用力过大。

（3）参加体育锻炼时要做好准备活动,轻缓地舒展膝关节,让膝关节充分活动开以后再进行运动。练压腿时,不要猛然把腿抬得过高,防止过度牵拉膝关节;打太极拳时,下蹲的位置不要太低,也不要连续打好几套,以防膝关节负担过重发生损伤。

（四）康复锻炼指导

1.一般康复锻炼指导

劝导患者在可忍受的情况下,尽可能活动膝关节,做蹲下起立活动,并逐渐增加活动量。可做医疗体操、健美操和打太极拳等,锻炼后症状减轻,以免发生关节僵硬,更好地保持关节活动范围,同时不可活动过于激烈;可根据主治医生指导进行必要的康复锻炼,促使股四头肌的功能锻炼,防止肌肉痉挛,保持关节活动度。

1)防止关节屈曲畸形

第一种,主动伸膝训练。仰卧位,伸患肢,尽可能伸到最大角度,同时蹬足跟、勾脚尖,每个动作的时间以感到疲劳为度;10 个/组,3 组/次,2～3次/日。

第二种,手法治疗。仰卧位时,在放松大腿屈肌群的前提下,用持续牵伸的手法使膝关节伸直;俯卧位时,先放松大腿屈肌群,将患膝移至床边,髌上缘于床边,治疗者一手固定大腿,一手作用于小腿,使膝伸直。

第三种,重物压直。仰卧位,伸患肢,于膝关节上方加沙袋,其重量根据患者的耐受力而定。一般加压重量以能持续加压 30 分钟所承受的重量为宜。随着角度的改善,可垫高足跟,以获得更大效果。

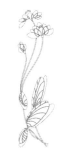

2）维持关节活动度

第一，主动训练。关节训练的幅度以产生轻度疼痛为宜，不勉强做大幅度的屈、伸活动。

第二，手法。利用各种手法治疗技术改善膝关节屈曲功能。

（1）屈膝手法。卧位屈膝：俯卧位，大腿固定，被动屈曲小腿；俯卧位，被动屈膝的同时伸髋关节，也可同时对大腿前群肌肉牵伸。坐位屈膝：坐位，膝置于治疗台边，固定大腿，治疗者用手或腘窝加力于患肢胫前，使膝屈曲。

（2）髌骨滑动。仰卧位，膝垫以小枕，使之微屈。髌骨多向滑动。髌骨向内侧滑动：一手置于腘窝，以固定膝关节，另一手掌根部置于髌骨外侧，肘伸直，向髌骨内侧方向推动髌骨。

（3）胫骨滑动。胫骨向后方滑动：仰卧位，屈膝约 25°角。一手于大腿外侧置于股骨下端腘窝处，以固定膝部；另一手虎口部置于胫骨粗隆处，肘伸直，向胫骨后方用力，使其向后滑动。胫骨向外侧滑动：方法同上，方向相反。

（4）膝关节凹滑法。俯卧位，屈膝。患肢小腿远端置于治疗者腋下，治疗者一手置于小腿近端后面，另一手置于小腿近端前面，上身用力作用于小腿远端使膝屈曲的同时，胫前的手向胫骨后方用力，使胫骨向后滑动。

（5）股骨-胫骨间分离运动。俯卧位，大腿固定，屈膝约 25°角。治疗者双手握紧患侧踝部，沿小腿长轴方向牵拉，使股-胫关节面分离。用力大小依病情及患者疼感而定。

（6）伸膝手法。仰卧位，双手置于膝部，用力下压使膝伸直；俯卧位，大腿固定，手作用于小腿远端后方，向下用力使膝伸直。

（7）髌骨的近位滑动。仰卧位，膝下垫以小枕，使之微屈。一手掌根部置于髌骨下极，另一手置于其手背部，两肘伸直，向上极方向推动髌骨。

（8）胫骨的向前滑动。仰卧位，屈膝约 25°角。一手置于股骨下端大腿前面，以固定膝部，另一手置于小腿近端腘窝处，向胫骨前方用力，使胫骨向前滑动。胫骨的外侧滑动：如前述。

3）维持增加肌肉力量

（1）等长收缩训练：膝伸位，静力性等长收缩。

（2）等张训练：强化肌力，增强膝关节稳定性。

（3）多角度（多点位）抗阻训练：可有效提高关节终末力量，增强膝关节伸直位最大负荷量，还可避开产生关节疼痛的角度。患者坐位，膝放于治

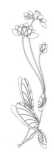

疗床边,在伸膝的不同角度给予一定的阻力,使伸膝肌处于等长收缩状态。在肌力明显减弱的角度,重点进行此项训练;在出现疼痛的角度,不做此项训练;而在大于和小于疼痛角度的体位做抗阻训练,能缓解疼痛。

(4)过伸训练:膝过伸训练可改善股四头肌终末角度无力。

4)关节稳定性训练。

(1)加强股内侧肌训练:低频调制、中频电刺激股内侧肌,起到增强膝关节稳定的作用。

(2)站立位重心移动。

(3)足底垫不同质地的踩踏物进行训练。

(4)借助器具,在不同体位下练习关节的控制能力。

2.术后康复锻炼指导

(1)术后康复锻炼三阶段。人工全膝关节置换术(total knee arthroplasty,TKA)是治疗晚期膝关节骨关节炎最为有效的方式。康复护理一般分为三个阶段,这三个阶段互相关联、相辅相成,使患者达到最大恢复程度。第一阶段的内容是根据医院安全性打分采用的《功能要点记录表》(Functional milestones form)及患者的资料整理、制定的。确定功能状态基准之后,以此设计住院期间患者的治疗方案。在接下来的第二、第三康复阶段内容,则是权衡客观测量获得的肢体功能、关节活动度测量、步态、力量、屈曲和平衡等变化和改善进行综合制定的。

第一阶段:术后当日至术后7天。术后当天返回病房后即可立即展开股四头肌、臀中肌及腘绳肌等的长收缩训练。同时,使用冰袋冷疗,防止术侧肢体水肿,减轻疼痛。引流管拔除后,运用膝关节持续被动训练机(continues passive motion,CPM)进行自60°角开始逐渐增加度数的屈膝训练及转移训练。手术当日即可在护士或康复师协助下床边站立,术后3日左右可借助助行器在可耐受情况下进行不完全负重的步态训练。第1周膝关节康复训练目标达到坐位主动屈曲角度≥80°,仰卧位伸直角度≤10°。

第二阶段:术后2~8周。给予患者中频电刺激股四头肌,进行日常生活活动训练。可辅助使用脚踏车测力机练习,亦可进行上下台阶训练。第二阶段的膝关节康复训练目标达坐位主动屈膝角度≥105°,仰卧位主动伸膝角度为0°。

第三阶段:术后9~16周。患者依旧不间断地进行股四头肌、腘绳肌的牵拉练习,增加上下台阶高度训练,利用肋木进行膝关节蹲起训练和平

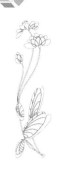

衡、本体感觉训练等。本阶段膝关节康复目标达主动屈曲角度≥115°。

在未出现并发症及无其他伴随疾病情况下,通常是人工膝关节置换术后2周即可拆线出院。那么,第二和第三阶段的康复训练需要患者居家进行或者到社区医院继续完成。

(2)术后非手术侧锻炼。在进行非术侧膝关节康复时,也应关注非术侧髋关节和足部的力学特性。有文献表明,复健及运动处方的应用可延缓病程进展,降低对侧肢体施行关节置换的手术率,减少患者病痛及医疗费用,也可为单膝置换后非术侧膝关节的护理干预治疗提供科学依据、临床指导和技术参考。

(五)中医药治疗指导

中医学称膝骨性关节炎为鹤膝风、痹证,治疗的核心是辨证论治。

中药方:①瘀血阻滞型:身痛逐瘀汤;②气血两虚型:十全大补汤;③肝肾亏虚型:独活寄生汤。

还有针灸、拔罐、推拿等方法。采用中医药治疗,初期的治疗效果会比较好,晚期的治疗效果比较差。作用机制主要是消肿止痛,但如果想要使软骨完全恢复,仅仅这样做还是达不到的。

六、膝关节骨关节炎有哪些常见误区

误区一:膝关节炎越痛越要炼。

由于该病是因关节软骨的磨损破坏引起的,若盲目以强力挤压和进行摩擦性锻炼,会加重软骨病变的磨损,甚至使之剥脱。正常人的膝关节表面有3~5毫米厚的白色透明软骨,虽然随着年龄的增长软骨会逐渐地磨损变薄,但是过度活动会加速软骨的磨损破坏。因此,锻炼时应注意保护关节软骨,避免或限制做以下运动,如负重下蹲、急步上下楼梯、高强度对抗运动、攀爬、举重、疾跑等强力磨损性运动。

误区二:膝关节痛主要靠静养。

关节炎患者急性发作,适当休息是必须的,但患者长期不敢活动,久而久之,将导致膝关节僵硬,膝关节周围肌肉失用性萎缩,进而出现膝关节不稳,容易发生或加重关节软骨的损伤。所以,即使膝关节疼痛也应适当锻炼,正确的方法是散步、游泳等,练习抬腿锻炼股四头肌,可以改善膝关节周围肌肉的失用性萎缩;不负重的情况下(如坐着),轻缓地活动膝关节,可以改善膝关节的活动能力,关键是锻炼要得法。

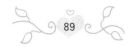

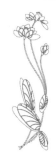

误区三:膝关节痛是由骨刺引起的。

骨刺不是膝关节疼痛的原因,骨刺是因为膝关节软骨的边缘因软骨磨损后缺乏稳定性时,人体代偿增生的结果。从某种意义上而言,一定程度的骨质增生可以增加关节接触面,提高关节的稳定性,所以骨刺有其积极的一面,根本没有必要盲目切除。其实膝关节疼痛的主要原因之一是软骨磨损后累及了软骨下的硬骨神经所致。保护关节软骨才是减轻疼痛的主要目的。

误区四:单靠药物就可治愈膝关节骨关节炎。

膝关节骨关节炎是关节软骨的结构性改变所致,也和人体衰老退变有密切的关系。关节就好比一个机器轴承,长时间的运转会出现磨损老化。在目前尚未发现能使软骨再生的药物时,还不能做到只是通过几种药物就可以使已退变的关节变回年轻时的关节,也就是说世上还没有"返老还童"药。药物只是减轻症状、减缓退变的方式之一。

第十二节　髂骨骨折

髂骨是构成骨盆完整性的重要组成部分,也是参与骨盆后环组成的重要结构。骨盆后环作为骨盆功能的轴心,是脊柱活动的支点,也是骨盆功能的基础。骨盆后环的稳定性对骨盆功能至关重要。骨盆后环不稳定常有三个部分损伤,即骶骨纵形骨折、骶髂关节脱位及骶髂关节外侧髂骨骨折(见图1-30)。髂骨后部骨折在骨盆骨折中较骶髂关节分离更多见,既可由旋转暴力产生,也可由垂直暴力产生,其结果是导致骨盆后环旋转不稳定或者垂直不稳定或两者兼有。所以正确处理好髂骨后部骨折,对解决骨盆后环的力学稳定性及恢复骨盆功能具有决定意义。

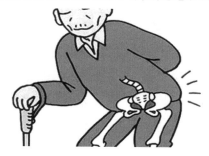

图1-30　髂骨骨折

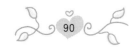

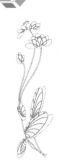

一、什么是髂骨骨折

髂骨骨折是临床上比较常见的骨盆骨折，多见于老年人。髂骨骨折可以有以下分型。

Ⅰ型：髂骨边缘骨折，主要包括髂前上棘、髂前下棘、髂嵴骨折。临床上以髂前上棘骨折多见。由于髂前上棘位置浅表，向外凸出，剧烈运动时髋关节猛烈后伸外旋，导致缝匠肌剧烈收缩，牵拉髂前上棘而易造成撕脱骨折。

Ⅱ型：髂骨翼简单骨折，是指累及一侧髂骨翼的单发骨折，骨折线未达至髋臼及髂骨后部。此型骨折未涉及骨盆环及髋臼，不影响骨盆及髋关节稳定。

Ⅲ型：髂骨翼粉碎骨折，是指累及一侧髂骨翼的多发骨折，系高能量损伤所致，多伴有全身并发症。①Ⅲa：稳定性髂骨翼粉碎骨折，骨折线未累及骨盆负重弓及髋臼，此型骨盆环稳定；②Ⅲb：不稳定性髂骨翼粉碎骨折，骨折块移位明显，骨折线多累及骨盆后环或髋臼，造成骨盆环或髋关节不稳定。

Ⅳ型：累及髋臼前柱髂骨骨折，指骨折线起于髂嵴或髂前上棘经方形区前方达耻骨支的髂骨骨折，合并髋臼骨折。通常为当髋关节处于外展位时，接受后方或外侧暴力所致。①Ⅳa型：高位型前柱骨折，骨折累及髂嵴前部或髂前上棘；②Ⅳb型：低位型前柱骨折，骨折仅累及髂前下棘及以下。

Ⅴ型：髂骨后部骨折，累及髂骨后方的骨折，多伴有骶髂关节脱位或韧带损伤。分为①Ⅴa型：大块性骨折，在骶髂关节CT轴位平面上（平行于 S_1 上终板平面截面），主要累及骶髂关节前2/3及以上；②Ⅴb型：小块性骨折，在骶髂关节CT轴位平面上（平行于 S_1 上终板平面截面），主要累及骶髂关节后1/3。

二、老年髂骨骨折的特点

髂骨由位于上方3/5的髂骨翼和下方2/5的髂骨体构成，不同受伤机制及作用部位导致髂骨不同类型的骨折发生，骨折线由髂骨翼沿及髂骨体，造成或不造成骨盆环或髋关节不稳定。由于髋骨骨折具有病程长和恢复慢的特点，因此，往往会产生较多并发症，如下肢深静脉血栓、压疮、心肺脑栓塞等，给患者带来极大痛苦。

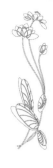

三、为什么会发生髌骨骨折

30岁以后,骨细胞的分解速度逐渐超过骨细胞的合成速度,使骨骼内部逐渐空虚,骨骼不再像年轻时那样坚硬,而是变脆,因此容易发生骨折。另外,老年人的肌腱控制能力和自我保护能力的下降导致他们更容易受伤。

四、如何预防髌骨骨折

（一）补充钙剂

可以给老人服用一些钙剂,或者与钙磷一起补的保健品,补充钙剂时可加服维生素D。现在市场上也有很多专门适用于老年人的钙剂,建议在医生或者药师指导下选择合适的钙剂和补充方式。

（二）合理饮食

老年人要多吃含蛋白质高和含钙量高的食物,均衡营养,可以防止机体骨骼钙流失,还能使身体更加强壮。适合老年人吃的食物有牛奶、豆制品、菠菜、芝麻、海带、鸡蛋等。还可以服用含钙的营养品,如含钙的豆奶、藕粉等。通过饮食控制体重,避免过度肥胖,同时戒烟限酒。

（三）多晒太阳

通过户外运动、散步、娱乐等多种方式相结合进行"日光浴",晒太阳可以帮助身体合成更多的维生素D,促进钙的吸收。老年人适当晒太阳还可以使身体更加暖和,心情更加愉悦等。

（四）适当运动

老年人运动要适当,不宜做强度太大的运动,而且时间不宜太长,一般每天1个小时左右;不要在天气不好的时候运动,运动过后身体如有出汗要及时擦干,湿衣服要及时更换。适合老年人运动的方式有散步、打太极拳、慢跑、公园健身器等,可以根据自身爱好和个人情况选择合适的运动方式。

（五）预防摔倒

(1)经常收拾屋子。不要在老年人经常走动的地方放置东西,尤其是不易看见的小凳子、小桌子及容易绊倒的绳子、电线等。

(2)家里安装扶手。在卫生间、浴池、走廊等地方安装扶手,如果老人有身体不适、晕倒或行动不便时可以及时抓住扶手。

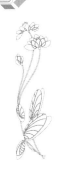

（3）避免地板湿水。尤其是卫生间、厨房等地方,老人要注意防滑,尽量穿防滑效果好的鞋。

（4）老人行走的地方照明要充足。晚上一定要开灯,或者常备手电筒;有的老人视力不好,一定要避免在黑暗中走动。

（5）老年人使用的凳子、桌椅、床等一定要稳定,不要晃动。

（6）出门时尽量有人陪伴。尤其是下雨天在路面有水的地方,或者去路滑、凹凸不平的地方要格外小心,防止摔倒。

（六）加强对老人的照顾

如果老年人发生摔倒等意外,要及时处理并送医。具体方法如下。

（1）先检查受伤部位有没有出血,还要对全身其他部位进行查看是否受伤。如果有外伤出血,应该立即包扎止血。

（2）如果老人不能活动或活动时疼痛加剧,说明有骨折可能。此时不要随便移动老人,以免引起二次损伤,尽量让老人就地躺下,就近找条状硬的东西和布条,对伤侧进行固定,及时拨打"120"急救或向周围人求助。

（3）老人常备一个手机在身边。手机设置 1 到多个快捷急救号码,教会老年人如何学会自救和通过手机求救。

（4）在急救送治的过程中要注意给老人保暖。

五、发生髋骨骨折老人如何进行日常保健

（一）心理指导

由于髋骨骨折,患者伤势严重,出血多;病情危急,发展迅速;因疼痛不能翻身,卧床时间较长;极易出现焦虑、担忧、恐惧、悲观、厌烦的情绪;而且老年患者可能会有很多顾忌,常会担心术后肢体的灵活程度和自己是否会给儿女造成负担。家属应注意观察患者的心理状况,大部分患者对术后的训练治疗不够乐观,惧怕疼痛,怀疑自己是否能够承受;另一部分患者因缺乏锻炼知识,害怕使用训练器会对关节造成不利而抗拒。针对这一状况,家属对患者进行耐心说服、安慰、解释,消除患者的恐惧、焦虑等情绪,目标明确地通过自己的言行激励患者的斗志,使其树立战胜疾病的信心、调动机体内潜在的积极因素,达到促进康复的目的。患者心情不悦,家属应多开导,多支持,共同为患者制定比较周密的康复计划并督促实施,适时鼓励,提高患者治疗的积极性。

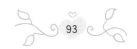

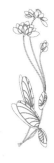

（二）体位指导

不影响骨盆环完整的骨折，可取仰卧与侧卧交替形式，侧卧位时健侧在下，严禁坐立，伤后 1 周可取半卧位；影响骨盆环完整的骨折，伤后应平卧硬板床，减少搬动，必须搬动时则由多人平托，以免引起疼痛，增加出血。尽量使用智能按摩床垫，既可减少翻身次数，又能预防压疮，但床垫充气要足，以不影响骨折稳定为原则。家属要告知患者正确的卧床姿势，协助疾病的恢复。

（三）饮食指导

饮食方面注意食物要易于消化和吸收，禁食对呼吸道和消化道有不良刺激的辛辣品（辣椒、生葱、芥末、胡椒）等。在全身症状明显的时候，饮食应介于正常饮食和半流质饮食之间，即所谓的软饭菜。供给的食物必须少含渣滓，便于咀嚼和消化，烹调时须切碎煮软，不宜油煎、油炸。

（1）早期。受伤部位瘀血肿胀、气血阻滞，此期治疗以活血化瘀、行气消散为主。中医学认为，"瘀不去则骨不能生""瘀去新骨生"。可见，消肿散瘀为骨折愈合之首要。饮食配合原则上以清淡为主，如蔬菜、蛋类、豆制品、水果、鱼汤、瘦肉等，忌食酸辣、燥热、油腻。尤不可过早施以肥腻滋补之品，如骨头汤、肥鸡、炖水鱼等；否则，瘀血积滞，难以消散，必致拖延病程，使骨痂生长迟缓，影响日后关节功能的恢复。在此阶段，食疗可用三七10 克，当归 10 克，肉鸽 1 只，共炖熟烂，汤肉并进，每日 1 次，连续 7～10 天。

（2）中期。瘀肿大部分被吸收，此期治疗以和营止痛、祛瘀生新、接骨续筋为主。饮食上由清淡转为适当的高营养补充，以满足骨痂生长的需要，可在初期的食谱上加以骨头汤、田七煲鸡、动物肝脏类，以补给更多的维生素 A、维生素 D、钙及蛋白质。食疗可用当归10 克，骨碎补 15 克，续断10 克，新鲜猪排或牛排骨 250 克，炖煮 1 小时以上，汤肉共进，连用 2 周。

（3）后期（5 周以上）。受伤 5 周以后，骨折部瘀肿基本吸收，已经开始有骨痂（骨头受伤后愈合过程中形成的痂）生长，此为骨折后期。治疗宜补，通过补益肝肾、气血，以促进更牢固的骨痂生成，以及舒筋活络，使骨折部的邻近关节能自由灵活运动，恢复往日的功能。饮食上基本没有什么禁忌，食谱可再配以老母鸡汤、猪骨汤、羊骨汤、鹿筋汤、炖水鱼等，能饮酒者可选用杜仲骨碎补酒、鸡血藤酒、虎骨木瓜酒等。食疗可用枸杞子 10 克，骨碎补 15 克，续断 10 克，薏苡仁米 50 克，将骨碎补与续断先煎去渣，再入

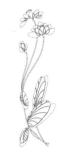

余 2 味煮粥进食。每日 1 次,7 天为 1 个疗程。每个疗程间隔 3～5 天,可用 3～4 个疗程。

(四)排便指导

髂骨骨折后由于骨折刺激后腹膜,造成自主神经功能系统紊乱,患者出现腹胀,因卧床时间较长致肠蠕动减弱,易出现便秘。早期应给予低脂、高维生素、清淡、易消化饮食。不宜喝牛奶,禁食辛辣刺激和产气食物。后期给予高蛋白、高糖、高维生素的饮食,以利于骨折修复和机体消耗的补充。食欲不佳者,可少食多餐,以满足机体的需要。以脐部为中心顺时针环按摩腹部,每天 3～4 次,每次 30 分钟,促进肠蠕动,养成定时排便的习惯,有便秘者可口服缓泻剂或外用开塞露通便。

(五)疼痛护理

疼痛是髂骨骨折常见的症状,轻度疼痛可以自行缓解,中度和重度疼痛需要给予镇痛药物治疗,但使用药物时不可盲目,要遵医嘱。骨骼愈合和伤口的恢复会产生疼痛,老年人的承受能力不如年轻人,疼痛会加剧老年人的担忧和心情的郁结,不利于身心健康和疾病恢复。当然家属如果发现长辈因为疾病疼痛而产生不愉快,可以用别的方式去分散他的注意力,从而减轻其对疾病疼痛的在意。让患者接触点其他有趣的事情,保持对生活的热情。

(六)术后肢体功能锻炼指导

盆骨骨折后 3 天容易发生脂肪栓塞,术后 1～7 天容易发生下肢深静脉栓塞。所以,术后功能锻炼是手术成功的关键,以治疗原则为指导,达到防止静脉栓塞、恢复肌力和活动关节的目的。

(1)股四头肌(大腿前面的肌肉)动力稳定对维持膝关节的稳定起很大作用。术后 1～2 天,家属可以指导患者进行股四头肌等长收缩和等张收缩的锻炼。等长收缩:患者取仰卧位,进行足背最大限度地向身体靠近和最大程度地向地面靠近的锻炼活动。等张收缩:患者取仰卧位,腿做笔直抬高的锻炼运动。

(2)术后 6 周去除石膏,可让患者自己活动膝盖或用膝关节持续被动训练机协助患者锻炼,并加做小腿带重物用膝抬举操练,以加强股四头肌肌力。

(3)术后 8 周开始协助患者下床活动,由扶拐不负重向逐步负重行走过渡,直至康复。骨折愈合后,可配合理疗等手法治疗,使关节功能早期

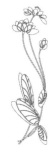

恢复。

（七）其他护理

术后照护者应观察患者的切口局部有无红、肿、热、痛的急性炎症表现；若切口肿胀明显疼痛和高热（体温超过 39.1℃）时，应及时报告医生。髌骨受伤的区域应给予弹力绷带加压包扎，防止切口裂开，注意渗血情况，渗血量多时应及时报告医生。保持绷带加压松紧适合，密切观察下肢循环及活动情况。深静脉血栓（血液非正常地在深静脉内凝结，属于下肢静脉回流障碍性疾病）形成预防与护理：术后为防止深静脉血栓形成，指导家属从踝关节向膝关节挤压腓肠肌（小腿后面浅层的大块肌肉，俗称"小腿肚子"），使肌肉处于被动活动状态，促进血液回流。

六、髌骨骨折的常见误区

误区一：盲目补充钙质。

钙是构成骨骼的重要原料，有人以为骨折以后多补充钙质能加速断骨的愈合。但科学研究发现，增加钙的摄入量并不会加速断骨的愈合，对于长期卧床的骨折病人，还有引起血钙增高的潜在风险，且同时伴有血磷降低。所以，对于骨折病人来说，身体中并不缺乏钙质，只要根据病情和医生嘱咐，加强功能锻炼，就能促进骨对钙的吸收利用，加速骨折的愈合。

误区二：多吃肉骨头，多喝骨头汤。

有些人认为，骨折后多吃肉骨头，多喝骨头汤，可使骨折早期愈合。其实不然，现代医学经过多次实践证明，骨折病人多吃肉骨头，非但不能早期愈合，反而会使骨折愈合时间推迟。若骨折后大量食用还会使骨质内无机质成分增高，导致骨质内有机质的比例失调，对骨折的早期愈合产生阻碍作用。但新鲜的肉骨头汤味道鲜美，有刺激食欲的作用，适量食用有益。

误区三：偏食。

骨折病人常伴有局部水肿、充血、出血、肌肉组织损伤等情况，身体本身对这些有抵抗修复能力，但能否保证骨折顺利愈合，关键就是营养。在饮食上要做到营养丰富，色、香、味俱佳，能刺激食欲。适当多吃一些西红柿、苋菜、青菜、包菜、萝卜等维生素 C 含量丰富的蔬菜，以促进骨痂生长和伤口愈合。

误区四：过多进食不消化的食物。

骨折病人可能因为身体上的疼痛和心情的长久不舒畅，导致食欲不

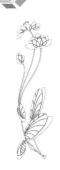

振,消化不良,应多吃点容易消化吸收的食物,以及能满足身体需要的食物,尽量不要进食生冷、油炸、过分油腻的食物。

误区五:少饮水。

家属认为卧床的骨折病人行动十分不便,因此就尽量少饮水,以减少小便次数。实际上,卧床病人活动少,肠蠕动减弱,再加上饮水减少,就很容易引起大便秘结,而小便滞留也容易诱发尿路结石和泌尿系统感染。所以,卧床的骨折病人应适当饮水。

误区六:长期服中药,如三七片等。

骨折初期,局部发生内出血,出现肿胀、疼痛,此时服用三七片能收缩局部血管,缩短凝血时间,增加凝血酶,非常恰当。但骨折整复1周以后,出血已停止,若继续服用三七片,局部的血管处于收缩状态,血液运行就不畅,对骨折愈合不利。

第十三节　良性前列腺增生

良性前列腺增生症(benign prostate hyperplasia,BPH)是老年男性的常见病和多发病,其发病年龄一般在 50 岁左右,发病率为 30%～50%;60～70 岁,发病率则达 75%。若病症早期不引起重视,等到病情加重才去就医,便会导致病情延误,治疗难度加大,从而影响老年男性的生存质量(见图 1-31)。

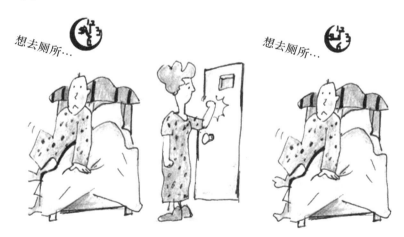

图 1-31　前列腺增生症

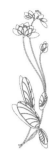

一、什么是前列腺增生

前列腺增生是老年男性的一种常见病。随着年龄的增长,前列腺上皮细胞增生,使原本高尔夫球大小的腺体增大,进而便会出现一系列尿道梗阻的症状。其临床症状包括储尿期症状(尿频、尿急、夜尿增加和尿失禁)和排尿期症状(排尿费力、尿等待、尿流中断和尿不尽等),给患者的身心带来痛苦。根据《中国城市老年科门诊良性前列腺增生症患者诊断治疗现状及就诊意愿研究》调查显示,全国老年科门诊 60 岁及以上男性患者中前列腺增生患者构成比为 47.0%,其中北方城市前列腺增生患者年龄[(74.6±6.9)岁]低于南方城市[(76.8±6.7)岁]。

二、老年前列腺增生的特点

50 岁以上男性前列腺增生多发,主要出现的症状包括尿频、夜间排尿次数增多、尿线变细、尿流无力、尿终末滴沥、进行性排尿困难,严重者发生急性尿潴留(见图 1-32)。

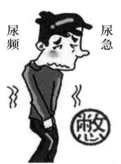

图 1-32　前列腺增生症的特点

三、为什么会得前列腺增生

(1)性激素作用。雄性激素和雌性激素的平衡是维持前列腺正常功能的必要因素,如果性激素失去平能,就会导致前列腺细胞增加或减少,从而引发前列腺增生。

(2)前列腺细胞为胚胎再唤醒。医学研究表明,前列腺增生的最初改变是腺组织的增生,即原来的腺管发生变化后发生了胚胎再唤醒。

(3)多肽类生长因子。多肽类生长因子调节着前列腺细胞的生长,如果这种因子生长和分裂不正常,就可能引发前列腺增生。

（4）不健康的生活方式。肥胖的人前列腺体积也有异常肥大。所以，男性在生活中过量摄入蛋白质、脂肪和胆固醇等物质容易导致身体肥胖，进而增加患上前列腺增生的风险。

所以，中老年前列腺增生最主要的致病因素是体内性激素的代谢紊乱、生活习惯改变和不注意适当的体育锻炼。

四、如何预防前列腺增生

（一）药物预防感染

积极控制和预防前列腺感染可防治前列腺肥大，可适当使用呋喃妥因（呋喃坦丁）、磺胺等尿道消炎药。

（二）调理饮食

多吃含锌食物，如南瓜子、生牡蛎、核桃、花生、鱼、水生贝壳类动物、瘦肉、动物肝脏、牛奶、栗子、苹果等，对前列腺肥大有稳定的防治效果，可增强人体抵抗力，增加食欲，杀灭细菌，防止压疮的发生。常服蜂蜜、花粉及其制品，可使前列腺血液循环增加，减轻水肿，明显缩小前列腺组织。

（三）收腹提肛

可以改善阴部的血液循环，防止前列腺肥大，增强收腹时的压力。具体方法是：有意识地将肛门和会阴向上提，同时收腹 20～40 次/分钟，要有节律地进行。练习站位、坐位、卧位 2～3 次/天。

（四）经常坐浴

坐浴可帮助消除前列腺的炎症，松弛尿道的肌肉，对保持小便通畅、解除尿道阻塞有帮助。坐浴时要用温水，1～2 次/天，禁止在水凉时继续坐浴，浴后立即擦干。

（五）节制房事

前列腺肥大与阴茎长时间勃起、房事过度有关。患有前列腺增生的病人性交后可症状加重，因而预防和治疗前列腺增生应节制房事。

（六）按摩预防

用手掌搓腰骶部 100 次，并在这部分脊柱两侧重点按揉；再用手掌按揉小腹 30 次，并在脐以下腹中线做重点按揉；若脚内踝后凹陷偏下方处有压痛，每天按揉 5 分钟。

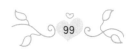

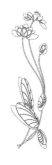

五、前列腺增生老人如何进行日常保健

（一）日常生活指导

（1）保暖。患者避免过累或长途旅行，不宜久坐，尤其不能久坐在潮湿、阴冷的地方。久坐可引起盆腔充血，加重尿潴留。患者可准备一个松软、暖和的坐垫，随身携带使用，以保护局部不受寒冷刺激。要注意保暖，防治感冒，感冒可以使前列腺进一步发生充血、水肿，加重梗阻，引起急性尿潴留、血尿或膀胱膨胀。

（2）饮食护理。饮食中患者应少吃脂肪类食物，多吃含维生素的食物和新鲜的水果、蔬菜，少吃或不吃辛辣刺激性食物。不饮酒，养成良好的排便习惯，防止便秘，减少排尿困难。

（3）慎重用药。凡能影响膀胱逼尿肌及膀胱括约肌的功能，妨碍排尿过程，加重排尿困难的药物都应忌用。例如，阿托品、颠茄、山莨菪碱、东莨菪碱、溴丙胺太林等平滑肌解痉药，多虑平等抗忧郁药，这些药可引起排尿困难，甚至尿潴留。此外，苯海拉明、异丙嗪、氯苯那敏等抗过敏药，麻黄碱、肾上腺素、吗啡、美加明等都会不同程度影响排尿，也应慎用或忌用。

（4）坐浴。用温热水坐浴，水温以能耐受为宜，1～2 次/天，10～20 分钟/次。坐浴时要放松肛门括约肌，并配合用手指在水中按压肛门或会阴部，起到局部按摩作用。

（5）按摩。前列腺体表部位在肛门与尿道根部之间，可间歇用力深压，以局部出现酸麻感为宜。每天按摩 1～2 次，可在午休或晚睡前进行。

（6）体育康复治疗。可进行增强腰肌、腹肌力量的康复锻炼，重点做肛门括约肌和提肛肌的收缩练习。方法：①仰卧，两手置头后，两腿伸直稍分开，用力收缩臀部肌肉，同时肛门紧缩上提，闭气 3～6 秒后放松，自然呼吸，重复 3～5 次。②仰卧两手置头后，屈膝两脚踩住床面，提肛，闭气 3～6 秒后放松，自然呼吸，重复 3～5 次。

（7）呕吐排尿。当因前列腺肥大导致尿潴留、憋胀疼痛时，可先用热水袋敷小腹，用艾条点燃后灸脐部，然后用以下方法试着排尿。①用棉签或细草茎等探触鼻腔，使刺激打喷嚏；②用手指或压舌板等探触喉部，引发呕吐感。

（二）心理指导

（1）前列腺增生患者由于夜尿增加，失眠的发生、持续多数与心理因素

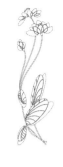

有很大关系。如果这种刺激因素长期存在,使患者的睡眠效率明显降低,则会出现焦虑症状。

(2)前列腺增生患者有不同程度的夜尿增多和排尿费力症状,甚至尿床;患者睡眠质量差,因此常有疲劳乏力、精神不振的现象。

(3)前列腺增生是一种慢性疾病,患者需要长期服药治疗或手术治疗,不少患者病情长久不愈、反复发作,甚至导致尿潴留,容易表现为生气发怒、情绪激动、烦躁不安。

(4)前列腺增生患者由于经常漏尿,害怕被人歧视和嫌弃,表现为情绪低落,情感淡漠,缄默少语。

要帮助病人建立与疾病抗衡的心理准备和康复的信心。在实施有关讨论措施的同时,针对病人的心理,护理人员首先以真诚的服务去影响病人,做到语言文明、态度和蔼、热情主动地与病人交谈,了解其个性、习惯及需求,增强病人信赖感。鼓励病人把隐私和不快倾吐出来,以寻求理解和帮助。

(三)术后家庭指导

(1)术后巡视监护以更好地观察病情变化,让患者感到自己受重视,受到更多的关心和照顾,从而使其在心理上感到安慰和放心。

(2)了解患者术后的排尿情况,如有无出现尿线变细、血尿、尿痛或尿失禁等。患者应定时排尿,写排尿日记。

(3)饮食宜清淡,鼓励患者进食新鲜蔬菜、水果等高纤维食物,保持大便通畅,防止便秘发生。多饮水,每天 2 000～3 000 毫升以上,保证足够的尿量,起到内冲洗的作用。

(4)需药物继续治疗的患者,要按医嘱及时、规律用药。

(5)出院后 3 个月内的患者在生活上要小心谨慎,注意避免抬举重物、爬山、骑自行车等比较剧烈的运动,也要减少下蹲动作。

六、前列腺增生的常见误区

误区一:良性前列腺增生需要治疗。

不是所有的前列腺增生都需要治疗。原则上,在出现不适症状后才需要治疗。建议请专业医师决定是否需要治疗。

误区二:年纪大了,排尿出现问题是自然的生理现象。

很多人认为出现良性前列腺增生症的症状是一种生理老化的现象,而

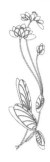

不是疾病。只有约 1/3 的病人会去求诊,而其中通过正规渠道得到治疗的病人更是屈指可数。许多中老年男性往往到了疾病晚期,甚至出现急性尿潴留时才去医院求诊,错过了合理治疗的良机,不得不通过手术进行治疗。

误区三:前列腺增生只能通过手术进行治疗。

近年来,随着医学进步,需要手术治疗的前列腺增生患者已大大减少。当出现轻微的排尿症状时,可以通过自我治疗方法、调整饮食及生活习惯或者中医学调理,使症状减轻或消失。经过上述处理,排尿障碍仍无改善时,就应请教医生使用药物治疗。

第三章　老年恶性肿瘤的防治与护理

第一节　肺　癌

目前,中国肺癌发病率接近发达国家水平,肺癌发病率的增加与人口老龄化、城市工业化、农村城市化、环境污染化及生活方式不良化有关。2018 年,美国癌症协会(American Cancer Society,ACS)统计男性肺癌的发生率为 14%,肺癌病死率为 26%;女性肺癌的发生率为 13%,肺癌病死率为 25%;男性和女性肺癌的病死率相较其他癌症位居首位。肺癌是发病率和病死率增长最快,对人群健康和生命威胁最大的恶性肿瘤之一。以前肺癌的高危人群年龄锁定在 65~70 岁,好发于中老年男性,但现在发病年龄和死亡年龄从 40 岁开始迅速上升,70 岁达到高峰,其中 45~65 岁患者占 75%。

一、什么是肺癌

肺癌主要分小细胞肺癌和非小细胞肺癌两种类型,其危险因素众多,如烟草、环境污染、有毒物质暴露等(见图 3-1)。老年人肺癌为原发于支气管–肺的癌,即原发性支气管肺癌,其临床表现随着原发灶的发展过程及肿瘤所在部位、肿瘤大小、对支气管的影响,邻近气管是否受侵犯或压迫,远隔脏器是否有转移,是否有异位内分泌特性等因素的不同,而出现不同的临床表现。

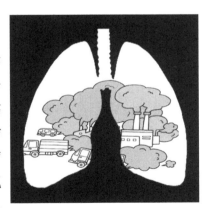

图 3-1　肺癌的风险因素

二、肺癌的特点

肺癌的临床表现比较复杂。肺癌早期症状常较轻微,甚至可无任何不

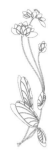

适。中央型肺癌症状出现早且重,周围型肺癌症状出现晚且较轻,甚至无症状,常在体检时被发现。

(一)局部症状

(1)咳嗽。

(2)痰中带血或咯血。

(3)胸痛。

(4)胸闷、气急。

(5)声音嘶哑。

(二)全身症状

(1)发热。

(2)消瘦和恶病质。

(3)其他表现。①皮肤病变:黑棘皮病、皮肤炎、皮肤色素沉着、硬皮病、掌跖皮肤过度角化症等;②心血管系统:游走性静脉栓塞、静脉炎、非细菌性栓塞性心内膜炎等;③血液学系统:慢性贫血、紫癜、红细胞增多、类白血病样反应等。

(三)外侵和转移症状

(1)淋巴结转移。可压迫气道,出现胸闷、气急甚至窒息,压迫食管可出现吞咽困难。

(2)胸膜受侵和转移。常见的症状有呼吸困难、咳嗽、胸闷与胸痛等,亦可完全无任何症状。

(3)上腔静脉综合征。头痛、颜面部水肿、颈胸部静脉曲张、压力增高、呼吸困难、咳嗽、胸痛及吞咽困难,亦常有弯腰时晕厥或眩晕等症状。前胸部和上腹部静脉代偿性曲张可导致静脉阻塞;若阻塞发展迅速可出现脑水肿,而有头痛、嗜睡、激惹和意识状态的改变。

(4)肾脏转移。大多数肾脏转移无临床症状,有时可表现为腰痛及肾功能不全。

(5)消化道转移。肝转移可表现为食欲减退、肝区疼痛,有时伴有恶心。

(6)骨转移。表现为局部疼痛并有定点压痛、叩痛。

(7)中枢神经系统症状。常见的症状为颅内压增高表现,如头痛、恶心、呕吐及精神状态的改变等,少见的症状有癫痫发作、脑神经受累、偏瘫、共济失调、失语和突然昏厥等,或有痴呆、精神病和器质性病变、急性或亚

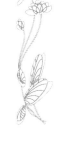

急性肢体功能障碍，四肢行动困难、动作震颤、发音困难和眩晕等。

（8）心脏受侵和转移。症状较轻者仅表现为心脏附近疼痛。发展较快者可有心急、心悸、颈面部静脉怒张、心界扩大、心音低远、肝大、腹水等症状。

（四）老年肺癌的特点

老年性肺癌特点以咳嗽、咯血为主，其中咳嗽占 34％，咯血占 18％；老年肺癌合并慢性支气管炎、肺气肿占 13.4％，有咳嗽、痰血、气喘等症状常被忽视。

（1）症状无特异性，主要是咳嗽、痰中带血、呼吸困难和胸痛等，不易引起重视。

（2）老年患者大多伴随其他脏器疾病，且常常一人伴随多种疾病，最常见的是冠心病、高血压、肺结核、慢性阻塞性肺疾病、脑梗死等疾病，就诊时满足原有疾病的诊断，没有及时进行检查，延误了肺癌的诊断和治疗。

（3）有些肺癌是以肺外表现和出现肺外转移的症状，经过相应的专科治疗无效才被明确诊断。老年肺癌转移以胸膜、骨、脑转移多见，近 1/4 的患者可出现胸腔积液。

三、为什么会得肺癌

（一）吸烟

目前认为吸烟是肺癌的最基本高危因素，烟草中有超过 3 000 种化学物质，部分有很强的致癌活性，能作用于人体组织（特别是肺组织）内的某些特殊的酶，使组织发生突变。

（二）职业和环境接触

约有高达 15％的肺癌患者有环境和职业接触史。铀镭等放射性物质及其衍化物等均可诱发肺癌，长期暴露于这些放射性物质的工作人群患病的概率明显比普通人群高。另外，空气污染特别是工业废气都是肺癌的高危因素。

（三）肺部慢性感染

肺结核、支气管扩张症有转变为肺癌的可能。

（四）内在因素

家族、遗传和先天性因素，以及免疫功能降低，代谢、内分泌功能失调

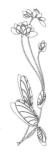

等也可能是肺癌的高危因素。

四、如何预防肺癌

肺癌是可以预防的，也是可以控制的。已有的调查研究表明，西方发达国家近年来通过控烟和保护环境，肺癌的发病率和病死率已明显下降。肺癌的预防可分为三级预防：一级预防是病因干预；二级预防是肺癌的筛查和早期诊断，做到早诊早治；三级预防为康复预防。

（一）禁止和控制吸烟

国外的研究已经证明戒烟能明显降低肺癌的发生率，且戒烟越早肺癌发病率降低越明显。因此，戒烟是预防肺癌最有效的途径（见图 3-2）。

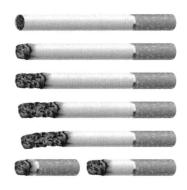

图 3-2　燃烧的香烟，燃烧的生命

（二）保护环境

已有的研究证明，大气污染、沉降指数、烟雾指数、苯并芘等暴露剂量与肺癌的发生率呈正相关关系，保护环境、减少大气污染是降低肺癌发病率的重要措施。

（三）职业因素的预防

许多职业致癌物会增加肺癌发病率已经得到公认，减少职业致癌物的暴露就能降低肺癌的发病率。

（四）科学饮食

饮食中增加蔬菜、水果等可以预防肺癌。

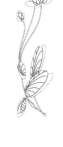

五、肺癌老人如何进行日常保健

（一）随访和检查

肺癌病人的随访时间较长，不是 1 年、2 年，而是 5 年、10 年，甚至终身。在随访期间，需要定期做一些检查。在康复阶段的初期，检查相隔的时间可以短些，如 3 个月一次，以后可以逐步延长，半年一次或 1 年一次。但如果出现了不适症状，则应及时去医院。

（二）戒烟

自己不吸烟，也不要被动吸烟。也就是说，病人不要生活在吸烟的环境中。因为香烟和肺癌的发病有很密切的关系，而且香烟中的有害物质对肺功能不利。另外，也要避免有害的油气、烟雾、工业废气（见图 3-3）等。

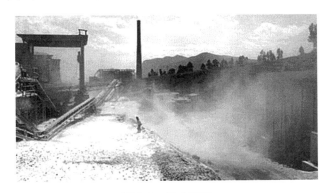

图 3-3　工业废气

（三）预防感冒

由于肺癌本身对肺功能有影响，治疗过程中也会损伤肺功能，而感冒则会加重这些不利影响。所以，肺癌病人要特别注意这一点，若有发热、咳喘等感冒症状应及时就诊。尤其是接受过放疗的病人，更需提高警惕。治疗引起其他变化，病人不必太介意化疗后引起的白细胞减少、脱发等，只要加强营养、注意休息，适当服一些提升白细胞的药物，白细胞会很快上升至正常；在停用化疗后，头发会再长出来。有些病人发生放射性食管炎，一般在停止放疗后会慢慢好转，但如有明显的吞咽不适，应去医院接受治疗。

（四）肺癌的日常饮食

在生活方式上，肺癌患者平常饮食要做到合理化和规则化，即饮食有节，富营养、忌辛辣，并慎起居、避风寒、戒烟酒、远房事，劳逸适度。注重养

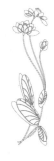

分补充,给予富含养分素的平衡饮食。多食乳类、蛋类、瘦肉类、豆制品类及新鲜的瓜果、蔬菜等,戒烟忌酒。

六、发生特殊状况如何处理

(一)仔细观察病情变化

家庭护理时注意观察病人有无咳嗽、咯痰、咯血、胸痛、胸闷、呼吸困难、发热等异常状况外,还要特别留意有无吞咽困难、声音嘶哑、头颈部和上肢水肿或上眼睑下垂。如出现吞咽困难,则提示肿瘤侵犯或压迫食管;如出现声音嘶哑,则提示肿瘤直接或间接压迫喉返神经;如出现头颈部和上肢水肿,以及胸前部淤血和静脉曲张,又伴有头痛、头昏或眩晕,则提示发生了上腔静脉压迫综合征;如出现与肺肿瘤同侧的上眼睑下垂、眼球内陷、瞳孔缩小、前额和上胸部不出汗,则提示发生颈交感神经麻痹(Horner)综合征。

(二)紧急处理

(1)呼吸困难者,给予吸氧,取半卧位休息。

(2)疼痛者,遵医嘱给予药物止痛。

(3)咳嗽、咯痰者,观察痰量、颜色,如痰量增加或颜色由清稀白色转为黄色脓性,则需对痰做微生物学检查。

(4)对出现咯血的病人,要观察其咯血量。如发生大咯血时,要把病人的头偏向一侧,让病人轻轻将血咯出,适时安慰病人,稳定病人情绪。一旦观察到出现窒息先兆表现,应及时采取急救措施或急送医院。

(5)对发生上腔静脉压迫综合征的病人,应使其采用半卧位休息。发现病人发生 Horner 综合征,就要及时与经治医师取得联系。

七、肺癌有哪些常见误区

误区一:许多不吸烟的人也患肺癌,吸烟和肺癌无关。

吸烟和肺癌明确相关,这是没有疑问的。吸烟量越大、年限越长、吸烟年龄开始越早,肺癌病死率越高。吸烟者得肺癌发生率比不吸烟者高 $10\sim20$ 倍,病死率高 $10\sim30$ 倍(被动吸烟危险性增加 50%)。具有危险因素的人出现无法解释的持续性或间断性痰中带血,持续 $2\sim3$ 周治疗无效的刺激性咳嗽,要警惕肺癌的可能性,应及时到医院检查。

误区二:肺癌会遗传和传染。

肺癌和遗传有相关性,有遗传倾向,但不是遗传性疾病。家族中有肺

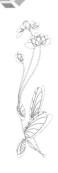

癌患者,本人又是大量吸烟者,要提高警惕。肺癌与肺结核不同,痰中癌细胞失去特定的营养环境会变性坏死,因此不会传染。

误区三:靶向治疗对所有患者都有效。

靶向治疗的效果主要取决于患者肿瘤细胞是否存在药物作用的靶点。同样是肺腺癌,因患者基因型的不同,使用同样的药物而疗效却相差甚远。目前的靶向药物种类繁多,治疗费用昂贵。因此,一定要选择专业医生,进行科学合理的治疗,才能获得最好的疗效。许多靶向药物在国内的大医院有免费临床研究项目,还有慈善机构提供部分慈善赠药项目。患者可以通过医生或者在互联网上查相关的招募信息,符合条件的患者可以接受最新的免费药物治疗。

误区四:年轻人不会掉入肺癌"圈套"。

临床数据显示,肺癌的发病年龄段主要是 50～80 岁,70 岁达到高峰。但是,这并不意味着年轻人离肺癌很遥远,其发病的年轻化趋势越来越受到人们的关注。肺癌的病死率究竟达到什么程度? 具体地说,乳腺癌、前列腺癌、肠癌加在一起的病死率都没有肺癌单项高。目前人们对于肺癌的诱发因素已很确定,长期吸烟、环境污染、职业性因素是三大"黑手"。因此,年轻时期远离以上三类危险诱因尤为重要。

第二节　肝　癌

恶性肿瘤发病率在 0～39 岁处于较低水平,40 岁以后开始快速升高,80 岁时达到高峰。肝癌是原发性肝癌的简称,是指由肝细胞或肝内胆管上皮细胞发生的恶性肿瘤(见图 3-4),全球发病率逐年增长,已超过 62.6 万人/年,位居恶性肿瘤第 5 位。肝癌在我国高发,且多见于中年男性。随着老年人数量的增加,我国老年肝癌发病率也呈逐渐上升之势。我国的肝癌患者约占全世界总数的 50%,其病死率高,在恶性肿瘤死亡顺位中仅次于胃癌、食管癌居第 3 位。本节将详细介绍肝癌的一般情况、防治措施和日常护理,带人们走出常见的误区。

一、什么是肝癌

肝癌(liver cancer)是指发生于肝脏的恶性肿瘤,包括原发性肝癌和转移性肝癌两种,人们日常说的肝癌多指原发性肝癌,是临床上最常见的恶

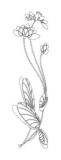

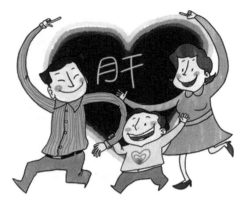

图 3-4　肝癌的防治

性肿瘤之一。原发性肝癌按细胞分型,可分为肝细胞型肝癌、胆管细胞型肝癌及混合型肝癌,临床上以肝细胞肝癌最多见。按肿瘤的形态,可分为结节型、巨块型和弥漫型。值得注意的是,如果是肝脏内的细胞所引发的癌病,称"原发性肝癌";由身体其他器官的癌症转移到肝脏而形成的肝脏恶性肿瘤,称"继发性肝癌",也称"转移性肝癌"。

二、老年肝癌患者的特点

(一)典型症状

肝痛、乏力、纳差(通俗讲就是吃饭不太好,食欲不振,没有胃口)、消瘦是最具特征性的临床症状。

(二)早期症状

肝癌的早期表现很不典型,往往容易被忽视。以下症状可供参考:食欲明显减退;腹部闷胀,消化不良,有时出现恶心、呕吐;右上腹隐痛,肝区可有持续性或间歇性疼痛,有时可因体位变动而加重;乏力、消瘦、不明原因的发热及水肿;黄疸、腹水、皮肤瘙痒;常常表现为鼻出血、皮下出血等。

(三)中、晚期症状

肝癌的典型症状和体征一般出现于中、晚期,主要有肝痛、乏力、消瘦、黄疸、腹水等。

(1)肝区疼痛。最常见的是间歇持续性钝痛或胀痛,由于癌迅速生长使肝包膜绷紧所致肿瘤侵犯膈肌疼痛,可放射至右肩或右背;向右后生长的肿瘤可致右腰疼痛;突然发生剧烈腹痛和腹膜刺激征,提示癌结节包膜下出血或向腹腔破溃。

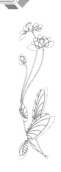

（2）消化道症状。胃纳减退、消化不良、恶心呕吐和腹泻等因缺乏性特异性而易被忽视。

（3）乏力，消瘦，全身衰弱。晚期少数病人可呈恶病质状。

（4）发热。一般为低热，偶尔达到 39℃ 以上，呈持续发热或午后低热或弛张型高热（又称"败血症热型"，指体温常在 39℃ 以上，波动幅度大，24 小时内波动范围超过 1℃，但最低体温仍高于正常体温）。发热与癌肿坏死产物吸收有关，癌肿压迫或侵犯胆管可并发胆道感染。

（5）转移灶症状。肿瘤转移之处有相应症状，有时成为发现肝癌的初现症状。如转移至肺可引起咳嗽、咯血；胸膜转移可引起胸痛和血性胸水；癌栓栓塞（凝血异常，导致血管功能和血液运行障碍、异常凝血、血栓形成，产生一系列病理生理改变的肿瘤并发症。癌栓是肿瘤常见并发症之一。）肺动脉主干或分支可引起肺梗死，可突然发生严重呼吸困难和胸痛；癌栓阻塞下腔静脉可出现下肢严重水肿，甚至血压下降；阻塞肝静脉可出现巴德-吉亚利（Budd-Chiari）综合征（由于肝脏静脉血流受阻引起的综合征），亦可出现下肢水肿；转移至骨可引起局部疼痛或病理性骨折；转移到脊柱或压迫脊髓神经可引起局部疼痛和截瘫等；颅内转移可出现相应的定位症状和体征，如颅内高压可导致脑疝而突然死亡。

（6）其他全身症状。癌肿本身代谢异常或癌组织对机体产生的各种影响引起的内分泌或代谢方面的综合征，称"伴癌综合征"，有时可先于肝癌本身的症状。常见症状如下：①自发性低血糖症：10%～30%患者可出现系因肝细胞能异位分泌胰岛素或胰岛素样物质，或肿瘤抑制胰岛素酶，或分泌一种胰岛 β 细胞刺激因子，或糖原储存过多；亦可因肝癌组织过多消耗葡萄糖所致。严重者可致昏迷休克甚至死亡，正确判断和及时对症处理可挽救病人避免死亡。②红细胞增多症：2%～10%患者可发生系循环中红细胞生成素增加引起的相关症状。③其他罕见的有高脂血症、高钙血症、类癌综合征、性早熟和促性腺激素分泌综合征、皮肤卟啉症和异常纤维蛋白原血症等，可能与肝癌组织的异常蛋白合成异位内分泌及卟啉代谢紊乱有关。

（7）肝癌体征——黄疸。黄疸是中晚期肝癌的常见体征，弥漫性肝癌及胆管细胞癌最易出现黄疸。黄疸多因胆管受压或癌肿侵入胆管致胆管阻塞，亦可因肝门转移淋巴结肿大压迫胆管所致。少数病人因肝癌组织向胆管内生长，肿块将胆管堵塞而引起阻塞性黄疸。

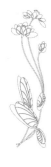

三、为什么会得肝癌

原发性肝癌的病因至今未能完全阐明,但已证明与以下因素密切相关。

(一)病毒性肝炎(50%)

流行病学统计表明,乙肝流行的地区也是肝癌的高发地区,患过乙肝的人比没有患过乙肝的人患肝癌的概率要高 10 倍之多。在长期的临床观察中发现,肝炎、肝硬化、肝癌是不断迁移演变的三部曲。近来研究表明,与肝癌有关的病毒性肝炎主要包括乙型肝炎、丙型肝炎,而其中又以乙型肝炎最为常见。

(二)酒精(35%)

俗话说"饮酒伤肝",饮酒并不是肝癌的直接病因,但它的作用类似于催化剂,能够促进肝癌的发生和发展(见图 3-5)。有长期酗酒嗜好者容易诱发肝癌。这是因为酒精进入人体后,主要在肝脏进行分解代谢,酒精对肝细胞的毒性使肝细胞对脂肪酸的分解和代谢发生障碍,引起肝内脂肪沉积而造成脂肪肝。饮酒越多脂肪肝也就越严重,进而引起肝纤维化、肝硬化、肝癌的发生。如果肝炎患者大量酗酒,会大大加快、加重肝硬化的形成和发展,促进肝癌的发生。

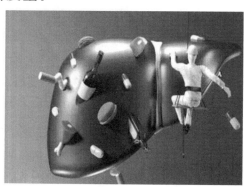

图 3-5　饮酒伤肝

(三)饮食相关因素(15%)

肝癌的发生与生活习惯息息相关。长期进食霉变食物、含亚硝胺食物,以及微量元素硒缺乏也是促发肝癌的重要因素。黄曲霉素 B1 是目前已被证明有明确致癌作用的物质,主要存在于霉变的粮食中,如玉米、花生、大米等。另外,当摄食大量的含有亚硝酸盐的食物,亚硝酸盐在体内蓄积不能及时排出,可以在体内转变成亚硝胺类物质,亚硝酸盐含量较高的

食物以烟熏或盐腌的肉制品为著,具有明确的致癌作用(见图 3-6)。同时,肝癌的发生也与遗传、寄生虫感染等因素相关。

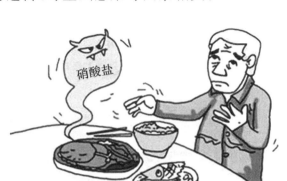

图 3-6　肝癌与饮食相关的因素

四、如何预防肝癌

积极防治病毒性肝炎,对降低肝癌发病率有重要意义。乙肝病毒灭活疫苗预防注射不仅对防治肝炎有效果,对肝癌预防也起一定作用。避免不必要的输血和应用血制品,预防粮食霉变、改进饮水水质,戒除饮酒嗜好亦是预防肝癌的重要措施。在肝癌的一级预防尚未完善之际,肝癌的早期发现、早期诊断、早期治疗在肿瘤学上被称为"二级预防",则显得十分重要。自实施肝癌筛查以来,原发性肝癌的诊断进入了亚临床水平,早期肝癌比例不断增高,5 年生存率亦明显提高。20 世纪 80 年代以来,对肝癌的高危对象[35 岁以上有慢性肝炎史或乙肝表面抗原(HBsAg)阳性者]采用甲胎蛋白检测与超声进行筛查,检测出了许多早期肝癌患者,经过早期诊断、早期治疗有效降低了肝癌的病死率。

五、肝癌老人如何进行日常保健

(一)肝癌术后指导

1.呼吸道护理

由于手术创伤大、膈肌抬高,呼吸运动受限,患者如出现咳嗽、咳痰困难,可给予雾化吸入,每次雾化吸入后及时给予翻身、轻叩背部,指导患者双手按压切口,深呼吸咳嗽,鼓励将痰咳出。

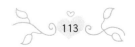

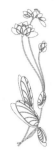

2. 饮食护理

一般禁食 3 天,肠蠕动恢复后,给予全流质→半流→普食。由于肝功能减退,食欲不振,营养状况较差,应给予营养支持。患者能进食时,指导患者选择一些高热量、适量优质蛋白、高维生素、低脂、低钠、易消化的食物。以少食多餐为基本原则,避免生冷及硬性的食物,定时测量患者体重以了解营养状况。

3. 清洁护理

引流管、保留导尿管、营养不良及痰液过多可以成为感染的潜在风险,应加强皮肤护理,每日用温水擦洗全身数次,保持口腔及会阴部清洁,保持床铺清洁干燥,每日更换床单及病号服一次。禁食期间加强口腔护理。患者及家属不可随意揭开纱布,用手触摸切口,以防污染。更换各引流管时,一定要用稀碘酊棉签消毒,合理使用抗生素,预防和控制感染发生,密切观察术后 5 天内的体征,注意有无出血点、发绀及黄疸,观察伤口渗液、渗血情况,监测患者尿糖、尿比重、尿量。合理安排输液顺序,为患者诊疗提供可靠的依据。

4. 康复护理

患者因肝叶切除,应密切观察其意识状态,有无精神错乱、自我照顾能力降低、性格及行为异常,禁用高蛋白饮食,给予碳水化合物为主的食物,保证水、电解质和其他营养的平衡。患者须卧床休息,避免剧烈运动,术前清洁肠道,可以减少血氨的来源,消除术后可能发生肝性脑病的部分因素,术后间歇给氧 3~4 天,以保护肝细胞,使血氧饱和度维持在 95% 以上。

5. 心理护理

肝癌晚期患者的心理非常痛苦,情绪上会出现焦虑、烦躁甚至轻生念头,护理时一定要多从心理上、感情上下工夫,使患者尽可能树立与癌症斗争的信心。患者应树立战胜疾病的信心,保持情绪稳定、心情愉快,以积极乐观的态度配合各项治疗和护理,以尽快康复。

(二)肝癌放疗的不良反应及其处理

放疗是肝癌治疗的主要方法之一,但是放疗在杀灭癌细胞的同时,也有一些不良反应。肝癌放疗的不良反应及其处理方法介绍如下。

1. 疲劳

放疗期间,人体耗费大量能量进行自我康复。疾病带来的压力、每天

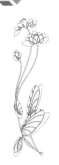

往返治疗,以及放疗对正常细胞的影响都会导致疲劳。大多数肝癌患者在放疗进行几周后都会感到疲倦,而且随着放疗的持续进行会更感疲劳。放疗结束后,虚弱和疲劳也会逐渐消失。放疗期间,肝癌病人应少做一些事。如果患者感到疲劳,那么在空闲时就要少活动,多休息。晚上早睡觉,白天有可能也要休息。

2.皮肤

肝癌病人放疗后,皮肤常会变得干燥。病人应把这些症状告诉医生,医生会提出建议来消除这些不适。放疗结束几周后,多数皮肤反应会消除。病人应小心对待自己的皮肤,建议如下。①使用冷水和温和型肥皂,让水流过接受放疗的皮肤,不要摩擦;②衣服在接受治疗的部位不要穿得太紧;③不要摩擦、抓搔敏感部位;④不要把烫的或冷的东西,如热毛巾或冰袋放在接受放疗的皮肤上,除非是医生建议这样做的;⑤在正接受治疗和治疗结束几周内,不要在接受放疗的部位上擦药粉、护肤霜、香水、除臭剂、药膏、洗液和家用药物,除非经过医生许可;⑥放疗时和放疗结束后一年内,不要让接受放疗的部位直接暴露在阳光下,如果想在太阳下多待几分钟,就要穿上有保护作用的衣服(如宽边的帽子和长袖衬衣)以及使用防晒油。

3.血液

放疗几乎不会降低白细胞或血小板数量,这些血细胞帮助人体抵抗感染和预防出血。如果肝癌病人的血液检查显示放疗降低了白细胞或血小板数量,治疗应暂缓1周,以便增加病人的血细胞数量。

4.饮食

肝癌放疗的不良反应还包括饮食和消化问题。在治疗过程中,患者可能完全没有食欲。即使患者不感到饥饿,但多摄入蛋白质和热量也是很重要的。临床发现,胃口很好的病人可以更好地对抗癌症及治疗引起的不良反应。以下是帮助肝癌病人解决饮食问题的指南和方法。

(1)如果咀嚼和吞咽食物时感到痛,建议进食粉状或液体食物。这些食物都可以在商店买到,而且口味也很多。它们可以与其他食物搭配使用。

(2)少食多餐。不喝酒,喝酒会加重放疗的不良反应,可服用一些有健脾开胃作用的中药。

(3)如果只能吃很少量的食物,可通过一些方法来提高摄入的能量。如在食物中加入黄油或人造黄油、喝牛奶代替喝水、蔬菜上加一些调料或

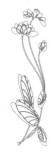

奶油等。

5.情绪

许多病人会感到沮丧、害怕、生气、失败、孤独或无助。患者也可能由于放疗感到疲劳,从而破坏情绪,可以就这些问题向医生或本地的癌症协会咨询,并找机会与亲友一起解决这些问题。

总的来说,肝癌放疗不可避免地会对人体正常细胞造成伤害,建议患者在放疗的同时,服用一些有抗肿瘤及扶正作用的中药,如健脾益肾颗粒,一方面可增强疗效,另一方面能够减轻肝癌放疗产生的不良反应,提高人体免疫力。

六、肝癌有哪些常见误区

误区一:不喝酒就不会得肝癌。

年纪轻、没有肝炎、不喝酒也可能患肝癌。肝癌患者大多存在肝炎或肝硬化的基础病,中老年人居多,这几类人群应该定期进行肝脏方面的影像学检查。另外,经常暴露苯等化工原料,也是肝癌发生的风险因素。如果没有以上原因,只能说患肝癌的机会比较小而不能说绝对没有,16岁女孩罹患肝癌的病例也是存在的,没有肝炎而患胆管细胞性肝癌的患者也不在少数。所以,人过中年每年一次的定期体检还是必要的。

误区二:得了肝癌就只能等死。

肝癌是可以治疗的。肝癌恶性程度很高,有的肝癌患者从发现到去世可能只有几个月时间,所以给了人们"肝癌无药可治"的印象。其实,近十年来肝癌的诊治方法有了长足的进步,如果能够及时发现肝癌,中早期患者不仅可以治疗,而且可以治愈。在治疗方法上,以肝脏移植、肝癌切除、肝癌消融治疗、肝动脉介入治疗为主的外科治疗为患者提供了很多选择,大大提高了肝癌的治愈率。另外,再配合抗病毒治疗、中西药结合方法、分子靶向治疗的综合方法,肝癌5年生存率已显著提高,肝癌已不是无法医治的疾病。

误区三:切肝手术不如保守治疗。

小肝癌应及早手术治疗。越小的肝癌说明发现得越早,那么手术治疗的效果就越好,目前没有任何一种中药或西药能够真正治愈肝癌,药物治疗的效果远远比不上手术。而手术包括肝切除手术和消融手术,前者效果优于后者,但创伤也大于后者。不过随着医疗水平的提高,围手术期有很

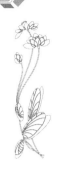

多辅助治疗,可以促进患者的恢复,不必担心大伤元气的问题。

误区四:晚期肝癌手术价值不大。

晚期肝癌手术同样有价值。随着现代肝脏外科手术技术的进步,肿瘤大小并不是手术的关键限制因素,能否切除和切除的疗效不仅与肿瘤大小和数目有关,还与肝脏功能、肝硬化程度、肿瘤部位、肿瘤界限、有无完整包膜及静脉癌栓等有非常密切的关系。对于直径较大,涉及多个肝段、侵犯周围脏器、合并门静脉癌栓或胆管癌栓等肿瘤,在肝功能许可情况下仍可尝试姑息性切除,如果较大的肿瘤在多次肝动脉化疗栓塞治疗后明显缩小,也可再次手术切除而使患者获得根治机会。

误区五:早期肝癌切除后就是治愈。

早期肝癌切除之后仍需要积极治疗,定期复查。晚期肝癌的治疗效果的确很差,常规手术切除的方法往往行不通。只有肝脏移植的方法,可以同时去除肝癌和病变的肝脏,较为彻底地去除肿瘤细胞和改善肝功能,对于延长一部分晚期肝癌患者的生命起到积极的作用。甚至,有少部分晚期癌症患者能够得到彻底治愈。但大部分患者术后还会出现复发,只是由于肝功能较好,这类患者仍然可以通过积极的治疗来转移病灶,因此效果还是值得肯定的。

误区六:介入治疗不用开刀。

介入治疗只适用于不能手术的肝癌患者。某些很小的肝癌通过介入治疗可以治愈,但总的来说,介入治疗的效果不如手术切除和消融治疗,所以介入治疗并不是首选的治疗手段,只适用于某些不能手术的患者。如果具备手术条件,还是应当果断地选择手术治疗。

误区七:肝癌应选择肝移植。

肝癌的肝移植应衡量利弊。在所有针对肝癌的治疗中,换肝是其中最为彻底的治疗方法。如果是中早期肝癌,肝移植可以使90%以上患者彻底治愈。因此,对于这类中早期患者,建议选择肝移植治疗。但晚期癌症的患者,肝移植后大部分患者仍会复发,只是能够延长患者的生存时间和改善生活质量,只有少数患者可能完全治好。这类晚期患者要权衡利弊和自己的经济承受能力,做出最终的选择。

误区八:秘方偏方治疗肝癌效果好。

在肝癌的治疗方法上,中医药处于辅助治疗的位置。从国内外经验来看,手术、消融、介入还是最有效的手段。但肝癌的治疗讲究综合治疗,中药可以起到固本培元、扶正祛邪的作用,可以配合西医的方法,部分改善患

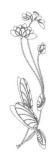

者的身体素质,起到一定的治疗作用。但摒弃西医,希望完全依靠中药将肝癌治愈的想法是不现实的。

第三节　胃　癌

一、什么是胃癌

胃癌是起源于胃黏膜上皮的恶性肿瘤(见图3-7),是临床常见的恶性肿瘤之一。据国际癌症研究机构的统计数据,2012年全球胃癌新发病例约95.1万例,胃癌死亡病例约72.3万例,分别位于恶性肿瘤发病率第5位、病死率第3位。超过70%的胃癌新发病例发生在发展中国家,其中约50%的病例发生在亚洲东部,主要集中在中国。中国胃癌发病例数和死亡例数分别占全球胃癌发病和死亡的42.6%和45.0%,在全球有统计数据的183个国家中位于发病率第5位、病死率第6位。目前,我国胃癌病死率仍呈上升趋势,20世纪90年代较20世纪70年代的胃癌病死率男性增加了11%,女性增加了6.3%。

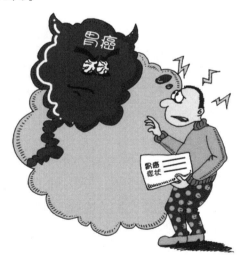

图3-7　胃癌

二、老年人胃癌的特点

早期胃癌多数病人无明显症状,少数人有恶心、呕吐或是类似溃疡病的上消化道症状。疼痛与体重减轻是进展期胃癌最常见的临床症状.病人

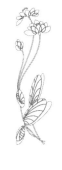

常有较为明确的上消化道症状,如上腹不适、进食后饱胀,随着病情进展上腹疼痛加重,食欲下降、乏力。

根据肿瘤的部位不同,也有其特殊表现。贲门胃底癌可有胸骨后疼痛和吞咽困难(贲门是食管和胃的接口部分);幽门附近的胃癌有幽门梗阻表现(胃内食物滞留在胃内不能进入食道;幽门是胃与十二指肠接通的开口);肿瘤破坏血管后可有呕血、黑便等消化道出血症状。腹部持续疼痛常提示肿瘤扩展超出胃壁,如锁骨上淋巴结肿大、腹水、黄疸、腹部包块、直肠前凹在轻轻按压时可摸到肿块等。晚期胃癌病人常有贫血、消瘦、营养不良甚至恶病质等表现。

目前,多数观点还是将 60 岁以上的胃癌患者称为老年人胃癌,其特点如下。

(1)老年人对早期胃癌的症状反应迟钝,部分病人在发病后自行服用某些药物对症治疗,一旦症状缓解就放弃到医院就诊,常常导致延误治疗。

(2)老年人胃癌起病隐蔽,常缺乏慢性胃病史,早期症状常常被忽略,以致延误诊断和治疗。老年人一旦出现黑便等消化道出血的症状,必须警惕胃癌的可能。

(3)老年人易患多脏器的慢性病,经常服用多种药物,而有的药物对胃有一定的刺激作用,引起不同程度的消化道症状,容易掩盖或混淆胃癌的早期表现。

(4)老年人胃的癌细胞组织学以分化型癌居多,恶性程度较低,发展较慢,转移较晚,如能早期发现,胃癌的手术效果比青年人要好。

(5)老年人常常合并高血压、冠心病、糖尿病等慢性基础疾病,这些疾病会增加手术的风险。但是年龄本身不是手术治疗的禁忌证,只要控制好这些合并症,老年人完全可以安全地接受治疗。

三、老人为什么会得胃癌

(一)环境因素

环境污染如工业废气、化肥、农药、某些食品添加剂等过多的接触都可能造成胃黏膜的慢性刺激,导致其出现功能紊乱、充血、水肿、糜烂等,增加胃黏膜发生癌变的可能。

(二)饮食因素

不良的饮食习惯,如经常吃刺激性的食物(包括辣味食物及各种辛辣

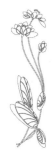

调味品,如葱、姜、蒜、辣椒、胡椒粉、咖喱等)(见图 3-8)可使胃黏膜受到慢性刺激,使其功能发生紊乱、充血等,引起胃黏膜癌变。此外,已经霉变、油炸、盐腌、熏制的食品中均含有一些致癌的物质,此类物质可增加胃癌发生率。

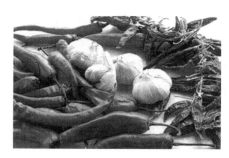

图 3-8　辛辣调味品

(三)自身患有胃部疾病

一些胃部疾病如慢性萎缩性胃炎、萎缩性胃炎的癌变率为 6%～10%,相比较其他类型的胃炎癌变率更高。

(四)与胃息肉、胃部手术后及胃部细菌感染等有关

胃溃疡发生癌变的概率为 1.96%,胃息肉发生癌变的概率为 5%。

四、如何预防胃癌

饮食预防如下。

(1)主食与配菜宜选营养丰富、易消化食物,忌食生冷、油煎、酸辣等刺激及易胀气食物。患者应细嚼慢咽,多食新鲜蔬菜、水果,不吃高脂食物、腌制品,适量补充铁剂和维生素,禁忌烟酒,饮食有规律。

(2)对腌制和熏烤过的食物如香肠、火腿和酸菜、咸菜等,以及油炸的食品(见图 3-9)应忌食。

(3)饮食内容以少渣、温和、易消化为原则,少食多餐,避免过甜、过咸、过浓饮食。如进食后出现恶心、腹胀等症状,应暂停进食。

(4)对化疗的病人应适当减少摄入脂肪、蛋白含量高的食物,多吃绿色蔬菜和水果,以利于吸收和消化。

(5)胃癌术后一般进食原则是少量多餐、循序渐进,进食清淡、易消化流质,逐渐过渡到半流质、软食、普食。

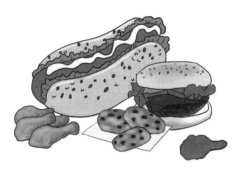

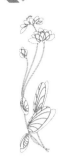

图 3-9 油炸食品会加重胃肠负担

五、胃癌老人如何进行日常保健

（一）术后饮食指导

胃癌切除后人体消化能力大幅减弱，术后一般禁食 3 天，主要靠静脉营养。等病人出现排气排便以后，可以进半流质饮食一段时间，才能慢慢转入到普通饮食。建议小食谱如下。

（1）鲫鱼香菇汤。香菇 10 克，鲫鱼 1 条，煮汤服用。

（2）银鱼豆腐羹。银鱼 30 克，豆腐 1 块，肉末适量，三味一起煮成豆腐羹。

（3）五香鸡血汤。鸡血块 250 克，五香料加水煮汤约 30 分钟后放适量盐。

（4）人参粥。人参 30 克，粳米 50 克，红糖适量，用文火慢煮，分两次趁热服食。

（5）仔鸡炖甲鱼。先将光仔鸡斩去爪尖，清洗干净。再将甲鱼宰杀烫洗后清水中过凉，放入蒸盘中，在甲鱼体内铺放少许香菇丝、冬笋片，合上甲壳，并铺好裙边，放入蒸笼的砂锅内。倒入鲜汤，并加葱段、姜片、绍酒、精盐，入笼屉，上笼蒸熟后，去掉葱姜，加入味精、五香粉，并将余下的配料均匀放在周边，再略蒸 2 分钟，即成。

（二）心理指导

对患胃癌或胃癌术后的老人，在照顾的过程中要注意老人的情绪变化，家属要根据老人的需要和接受能力提供信息和护理。尽量多陪伴、关心和鼓励老人（见图 3-10），避免老人产生消极和忧郁的情绪，积极的情绪和心理有利于康复。

六、对于胃癌的认识有哪些误区

误区一：胃病很常见，注意调养就好。

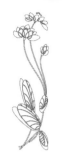

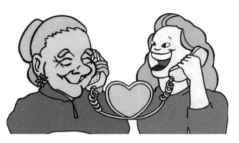

图 3-10　关心老人

早期胃癌 80％ 没有症状，少数有症状的也是些非典型症状，极易和胃炎、胃溃疡等疾病相混淆。自以为是地根据既往经验和症状来判断疾病，自行买药解决，常会贻误治疗。

误区二：视夸大宣传的保健品为灵丹妙药。

目前，很多违规宣传、夸大产品功效的胃癌相关保健品充斥市场（见图 3-11），部分患者对此深信不疑，动辄成千上万元购买，不仅造成经济损失，更重要的是贻误病情。其实，保健品与药物有着根本区别，药品有严格的适应证和禁忌证，而保健品一般不具有治疗作用，不能代替药物。

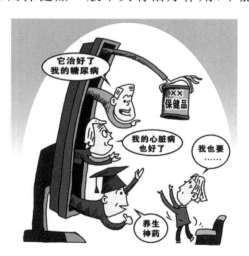

图 3-11　夸大宣传的保健品

误区三：对患者隐瞒病情，是为了更好地配合治疗。

很多患者一旦被确诊为胃癌，其家属或亲友都会选择隐瞒病情，其中常见的做法就是尽量不去肿瘤专科医院或综合医院的肿瘤科治疗，结果导致治疗不规范。其实，正确的做法应是在患者心理承受范围内，采取适当的方式使其逐步了解真实病情，并帮助其建立起战胜病魔的信心。

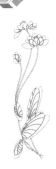

误区四：胃溃疡切除后不会癌变。

胃溃疡已经切除大半个胃了，不可能再得胃癌的观念是不正确的。胃因溃疡等良性病变进行部分切除后的残留体被称为残胃。而接受过胃大部切除的人，胃部癌变的危险性高于常人2～6倍。因此，不能因胃切除就对胃癌掉以轻心，良性胃病手术后的患者，术后5年应争取每两年做一次胃镜复查，术后15年每年做一次胃镜复查。

误区五：胃癌是中老年人的毛病。

胃癌的发病率虽然是中老年人居多，但国内多家医院接诊病例数据显示，35岁以下年轻人的胃癌发病率也已经高达6%～11%，且恶性程度较高，这与年轻人学习工作压力大和休息、饮食不规律有很大关系。鉴于此，胃病患者应学会从自身的感受与症状变化来识别胃癌的早期信号：①腹痛失去原有溃疡病发作的规律性，明显不同于往常；②胃痛发作时，进食或服药后无济于事，反而加重；③以往胃病发作时，食欲、体重和体力无多大影响，现在却出现食欲不振、乏力和体重明显减轻；④持续便血甚至呕血；⑤原因不明的上腹不适、乏力、消瘦；⑥经胃毕氏Ⅱ式手术后5年以上，有消化不良、消瘦、贫血和胃出血等情况。

附　录

附录一　《中国公民健康素养——基本知识与技能（2015年版）》（新版"健康素养66条"）

一、基本知识和理念

（1）健康不仅仅是没有疾病或虚弱，而是身体、心理和社会适应的完好状态。

（2）每个人都有维护自身和他人健康的责任，健康的生活方式能够维护和促进自身健康。

（3）环境与健康息息相关，保护环境，促进健康。

（4）无偿献血，助人利己。

（5）每个人都应当关爱、帮助、不歧视病残人员。

（6）定期进行健康体检。

（7）成年人的正常血压为收缩压≥90mmHg且＜140mmHg，舒张压≥60mmHg且＜90mmHg；腋下体温36～37℃；平静呼吸16～20次/分钟；心率60～100次/分钟。

（8）接种疫苗是预防一些传染病最有效、最经济的措施，儿童出生后应当按照免疫程序接种疫苗。

（9）在流感流行季节前接种流感疫苗可减少患流感的机会或减轻患流感后的症状。

（10）艾滋病、乙肝和丙肝通过血液、性接触和母婴三种途径传播，日常生活和工作接触不会传播。

（11）肺结核主要通过病人咳嗽、打喷嚏、大声说话等产生的飞沫传播；出现咳嗽、咳痰2周以上，或痰中带血，应当及时检查是否得了肺结核。

（12）坚持规范治疗，大部分肺结核病人能够治愈，并能有效预防耐药结核的产生。

（13）在血吸虫病流行区，应当尽量避免接触疫水；接触疫水后，应当及

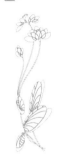

时进行检查或接受预防性治疗。

（14）家养犬、猫应当接种兽用狂犬病疫苗；人被犬、猫抓伤、咬伤后，应当立即冲洗伤口，并尽快注射抗狂犬病免疫球蛋白（或血清）和人用狂犬病疫苗。

（15）蚊子、苍蝇、老鼠、蟑螂等会传播疾病。

（16）发现病死禽畜要报告，不加工、不食用病死禽畜，不食用野生动物。

（17）关注血压变化，控制高血压危险因素，高血压患者要学会自我健康管理。

（18）关注血糖变化，控制糖尿病危险因素，糖尿病患者应当加强自我健康管理。

（19）积极参加癌症筛查，及早发现癌症和癌前病变。

（20）每个人都可能出现抑郁和焦虑情绪，正确认识抑郁症和焦虑症。

（21）关爱老年人，预防老年人跌倒，识别老年期痴呆。

（22）选择安全、高效的避孕措施，减少人工流产，关爱妇女生殖健康。

（23）保健食品不是药品，正确选用保健食品。

（24）劳动者要了解工作岗位和工作环境中存在的危害因素，遵守操作规程，注意个人防护，避免职业伤害。

（25）从事有毒有害工种的劳动者享有职业保护的权利。

二、健康生活方式与行为

（1）健康生活方式主要包括合理膳食、适量运动、戒烟限酒、心理平衡四个方面。

（2）保持正常体重，避免超重与肥胖。

（3）膳食应当以谷类为主，多吃蔬菜、水果和薯类，注意荤素、粗细搭配。

（4）提倡每天食用奶类、豆类及其制品。

（5）膳食要清淡，要少油、少盐、少糖，食用合格碘盐。

（6）讲究饮水卫生，每天适量饮水。

（7）生、熟食品要分开存放和加工，生吃蔬菜、水果要洗净，不吃变质、超过保质期的食品。

（8）成年人每日应当进行 6～10 千步当量的身体活动，动则有益，贵在坚持。

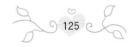

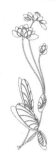

(9)吸烟和二手烟暴露会导致癌症、心血管疾病、呼吸系统疾病等多种疾病。

(10)"低焦油卷烟""中草药卷烟"不能降低吸烟带来的危害。

(11)任何年龄戒烟均可获益,戒烟越早越好,戒烟门诊可提供专业戒烟服务。

(12)少饮酒,不酗酒。

(13)遵医嘱使用镇静催眠药和镇痛药等成瘾性药物,预防药物依赖。

(14)拒绝毒品。

(15)劳逸结合,每天保证 7~8 小时睡眠。

(16)重视和维护心理健康,遇到心理问题时应主动寻求帮助。

(17)勤洗手、常洗澡、早晚刷牙、饭后漱口,不共用毛巾和洗漱用品。

(18)根据天气变化和空气质量,适时开窗通风,保持室内空气流通。

(19)不在公共场所吸烟、吐痰,咳嗽、打喷嚏时遮掩口鼻。

(20)农村使用卫生厕所,管理好人畜粪便。

(21)科学就医,及时就诊,遵医嘱治疗,理性对待诊疗结果。

(22)合理用药,能口服不肌注,能肌注不输液,在医生指导下使用抗生素。

(23)戴头盔、系安全带,不超速、不酒驾、不疲劳驾驶,减少道路交通伤害。

(24)加强看护和教育,避免儿童接近危险水域,预防溺水。

(25)冬季取暖注意通风,谨防煤气中毒。

(26)主动接受婚前和孕前保健,孕期应当至少接受 5 次产前检查并住院分娩。

(27)孩子出生后应当尽早开始母乳喂养,满 6 个月时合理添加辅食。

(28)通过亲子交流、玩耍促进儿童早期发展,发现心理行为发育问题要尽早干预。

(29)青少年处于身心发展的关键时期,要培养健康的行为生活方式,预防近视、超重与肥胖,避免网络成瘾和过早性行为。

三、基本技能

(1)关注健康信息,能够获取、理解、甄别、应用健康信息。

(2)能看懂食品、药品、保健品的标签和说明书。

(3)会识别常见的危险标识,如高压、易燃、易爆、剧毒、放射性、生物安

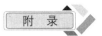

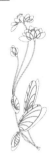

全等,远离危险物。

(4)会测量脉搏和腋下体温。

(5)会正确使用安全套,减少感染艾滋病、性病的危险,防止意外怀孕。

(6)妥善存放和正确使用农药等有毒物品,谨防儿童接触。

(7)寻求紧急医疗救助时拨打120,寻求健康咨询服务时拨打12320。

(8)发生创伤出血量较多时,应当立即止血、包扎;对怀疑骨折的伤员不要轻易搬动。

(9)遇到呼吸、心跳骤停的伤病员,会进行心肺复苏。

(10)抢救触电者时,要首先切断电源,不要直接接触触电者。

(11)发生火灾时,用湿毛巾捂住口鼻、低姿逃生;拨打火警电话119。

(12)发生地震时,选择正确避震方式,震后立即开展自救互救。

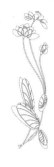

附录二 《中国老年人健康指南36版》

一、健康生活习惯:勤洗手,常洗澡,不劝酒

(1)每天晒太阳15～20分钟。阳光强时,应佩戴太阳镜;或在树荫下停留较长时间,也可获得同样效果。

(2)勤用肥皂和流动的水洗手,常洗澡,不与他人共用手巾和洗漱用具。

(3)早晚刷牙,饭后漱口。假牙须每天摘下洗净,然后浸泡。每3个月换1次牙刷。

(4)除雾霾等特殊天气外,每天最好早、中、晚各开窗1次,每次15～20分钟。做饭时也应及时打开窗户或油烟机。

(5)每天睡眠不少于6小时,最好有午休。

(6)咳嗽、打喷嚏时掩口鼻。

(7)不抽烟,少饮酒(最好不喝白酒),不酗酒,不劝酒。

(8)不在强光或光线暗的地方看电视、电脑、书报,远离噪声。

(9)每天坚持听、说、读、写等多样化认知能力的锻炼。

(10)重视跌倒预防。活动时,穿戴应合身、合脚,鞋底应防滑。视力不好者佩戴眼镜。

(11)主动饮水。一般每人每天喝水6～8杯(每杯200毫升)。运动或体力劳动时,饮水量适当增加。

(12)食品新鲜卫生。少吃隔顿、隔夜饭菜,不吃过期和腐败变质的食物。

(13)进餐定时、定量、细嚼慢咽。

(14)三餐都有米、面、杂粮等主食。提倡粗细搭配、粗粮细做。每人每天吃1～2两(1两=50克)粗粮。

(15)餐餐有蔬菜,天天有水果。深绿、橘黄、紫色、红色等深色蔬菜最好占一半以上。

(16)适量摄入鱼、肉、蛋等高蛋白食物。有条件者,可多选海鱼和虾类。

(17)常喝牛奶。每天最好吃1次豆制品和少量坚果。

(18)饮食清淡,少油,少盐。

（19）在医生指导下适当补充钙、维生素 D、铁、维生素 A 等。体弱者补充适量的营养素补充剂。

（20）正确选择保健食品，但不能代替治疗。

二、适量体育运动：选喜欢的运动每周锻炼 3～5 次

（1）根据自身情况和喜好选择安全的运动，如步行、慢跑、游泳、打太极拳、八段锦、五禽戏、经络拍打操、门球、跳舞等。

（2）每周运动 3～5 次，每次不少于 30 分钟，每周不少于 150 分钟。运动时轻微出汗、无上气不接下气的感觉，运动中最大脉搏次数不超过 170－年龄（次／分）较适宜。

三、良好心理状态：不开心时多倾诉，积极融入社区

（1）不开心时主动向家人和朋友倾诉，说说心里话。伤心难过时，不要过于压抑情绪，想哭就哭。生气时，先静下心来想想原因，然后听听大家的意见，做些自身调整。

（2）根据自身的特点和喜好，广交朋友。既要尽力保持与老同事、老朋友的联系，又要努力结交一些新朋友。

（3）以相互尊重和体谅的心态处理好夫妻关系，以相互理解和支持的心态处理好与儿女间的关系，以相互宽容和信任的心态处理好与儿媳、女婿间的关系，以关爱和教导的心态养育孙辈，不过度溺爱和干预。家庭发生矛盾时，积极稳妥地处理和化解。

（4）积极融入社区，主动关心、帮助他人和邻居，特别是生活困难和行动不便者。

（5）克服贪图便宜的心理，谨防上当受骗。

四、疾病自我控制：学会自测脉搏、体温、血压等技能

（1）不滥用镇静、催眠和镇痛剂等成瘾性药物。

（2）保持大便通畅。

（3）吃动平衡，控制体重。

（4）学会自我监测脉搏、体温、血压等技能。高血压患者每天至少自测 3 次。糖尿病患者血糖稳定时，每周至少抽查 1～2 次血糖。将血压、血糖控制在达标范围内（据中华医学会老年分会修订的 2013 年《中国健康老人标准》，高血压患者降压目标值＜150/90mmHg，其中高龄老年人不低于

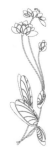

130/60mmHg。老年人糖化血红蛋白范围：血糖正常者 5.0％～6.5％；有糖尿病但无并发症者 6.0％～7.0％）。

（5）随身携带医保卡、自制急救卡和急救盒。急救卡应写明姓名、住址、联系人、联系电话、定点医院、急救盒的位置等。急救盒应备有阿司匹林、硝酸甘油、速效救心丸等。糖尿病患者外出备点糖果。

五、加强健康管理：警惕身体出现的异常变化

（1）每年至少体检 1 次。

（2）警惕身体的异常变化。身体若有以下异常：不明原因体重下降；短暂晕厥，一侧肢体麻木、无力；痰中带血；心慌、心前区憋闷；食欲下降，大便次数或性状改变、血便、柏油样便；无痛性血尿；颈部、乳腺、腋下、大腿根部出现"疙瘩"或摸到肿块等，应及时检查诊治。

（3）生病遵医嘱治疗。不瞒着医生采用多个治疗方案。

（4）突发急重症及时拨打 120，采取适当方法现场救助。

参 考 文 献

[1]American Diabetes Association. Prevention or delay of type 2 diabetes: standards of medical care in diabetes-2018[J]. Diabetes Care, 2018, 41 (Suppl 1): S51-S54.

[2]Ding N, Zhou N, Zhou M, et al. Respiratory cancers and pollution[J]. Eur Rev Med Pharmacol Sci, 2015, 19(1): 31-37.

[3]Ferrara M, Langiano E, Di Brango T, et al. Prevalence of stress, anxiety and depression in with Alzheimer caregivers[J]. Health Qual Life Outcomes, 2008, 6: 93.

[4]Jawhar A, Shah V, Sohoni S, et al. Joint line changes after primary total knee arthroplasty: navigated versus non-navigated [J]. Knee Surg Sports Traumatol Arthrosc, 2013, 21(10): 2355-2362.

[5]Torre L A, Trabert B, De Santis C E, et al. Ovarian Cancer Statistics, 2018[J]. CA Cancer J Clin, 2018, 68(4): 284-296.

[6]Meng M, Zhang X, Jiang A. A theoretical framework of caring in the Chinese context: a grounded theory study[J]. J Adv Nurs, 2011, 67 (7): 1523-1536.

[7]Middleton L E, Yaffe K. Promising strstegies for the prevention of dementia[J]. Arch Neurol, 2009, 66(10): 1210-1215.

[8]Chang S O. The nature of touch therapy related to Ki: Practitioners' perspective[J]. Nurs Health Sci, 2003, 5(2): 103-114.

[9]Wu Z, Yao C, Zhao D, et al. Cardiovascular disease risk factor levels and their relations to CVD rates in China-results of Sino-MONICA project[J]. Eur J Cardiovasc Prev Rehabil, 2004, 11(4): 275-283.

[10]艾民, 何爽. 老年慢性支气管炎的治疗进展[J]. 中国老年学, 2012, 32(16): 3616-3617.

[11]蔡菲菲, 张泓. 触摸疗法干预老年性痴呆患者激越行为的研究进展 [J]. 中华护理杂志, 2015, 50(8): 991-994.

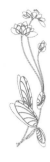

[12]蔡中敏. 高血压病患者生活方式的护理干预及效果评价[J]. 实用护理杂志，2003，19(1)：6-7.

[13]陈慕芝，付强，扶琼，等. 117例类风湿关节炎患者肺间质病变临床特点及危险因素研究[J]. 上海交通大学学报(医学版)，2016，36(3)：359-363，384.

[14]陈实. 粗粮吃得少易患糖尿病[J]. 山西老年，2008(4)：3.

[15]陈万青，张思维，邹小农. 中国肺癌发病死亡的估计和流行趋势研究[J]. 中国肺癌杂志，2010，13(5)：488-493.

[16]陈燕，韩云芳. 骨盆骨折的术后护理[J]. 现代中西医结合杂志，2005(9)：1223.

[17]陈宗伦. 睡不好觉易患糖尿病[J]. 山西老年，2008(3)：56-56.

[18]邓娟，周华东，李敬诚，等. 饮酒对老年人认知能力障碍的影响[J]. 中国老年学杂志，2002，22(06)：440-441.

[19]邓婷，王彦，孙玫. 治疗性触摸在睡眠呼吸暂停患者CPAP压力滴定当晚应用的效果评价[J]. 中国实用护理杂志，2012，28(35)：22-24.

[20]丁丽群，吴玲燕，吴晓霞. 脑卒中便秘患者的家庭护理[J]. 中国疗养医学，2013，22(2)：158-158.

[21]杜欢，许霞. 近5年来类风湿关节炎发病机制研究进展[J]. 辽宁中医药大学学报，2015，17(10)：77-80.

[22]段笃文. 关于白内障的10个常见问题[J]. 人人健康，2012(10)：55-55.

[23]方秀统，丁立祥，陈迎春，等. 高龄髋部骨折患者术后并发症及死亡原因分析[J]. 中国老年学，2010，30(17)：2531-2532.

[24]费克香，雷元卫. 类风湿性关节炎免疫功能异常研究进展[J]. 湖北省卫生职工医学院学报，1998(1)：323-326.

[25]冯庚. 医院外突发急症现场自救互救知识讲座(五)——心肺复苏(1)[J]. 生物学通报，2001，36(1)：20-21.

[26]冯丽，金明爱，刘亚梅. 老年前列腺增生症的家庭护理及预防[J]. 吉林医学，2005，26(11)：1194.

[27]高渊，牟建军.《2017美国成人高血压预防、检测、评估和管理指南》解读[J]. 中国医刊，2017，52(12)：25-28.

[28]古洁若. 类风湿关节炎研究进展[J]. 实用医学杂志，2005，21(13)：1367.

[29]郭海泉，蔡克芳. 475例老年人原发性肺癌临床分析[J]. 河北医学，

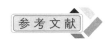

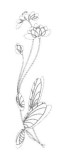

2001，7(02)：156.

[30]郭静波. 糖尿病预防及护理[J]. 糖尿病新世界，2015(4)：233-233.

[31]国家基本公共卫生服务项目基层高血压管理办公室. 国家基层高血压防治管理指南[J]. 中国循环杂志，2017(11)：26-28.

[32]国家卫生计生委合理用药专家委员会. 高血压合理用药指南(第2版)[J]. 中国医学前沿杂志：电子版，2017，9(7)：28-126.

[33]何金华. 慢性支气管炎患者的临床护理措施及疗效分析[J]. 医药前沿，2015(6)：297-297.

[34]霍金华，徐诺. 触摸护理辅助穴位压豆治疗对癌症晚期老年患者的作用[J]. 临床医药文献电子杂志，2016，3(17)：3443-3443.

[35]霍兆桥，张海荣，刘淑华. 老年性痴呆危险因素调查与分析[J]. 中国疗养医学，2015，24(3)：318-319.

[36]贾兰菊. 中老年人糖尿病的预防和护理[J]. 中国民康医学，2006(20)：797.

[37]李凤. 糖尿病临床表现及防治措施[J]. 中外健康文摘，2013(30)：229-230.

[38]李献丽，范淑红. 冠心病心绞痛患者的生活质量及影响因素的调查研究[J]. 世界中西医结合杂志，2018，13(01)：81-84.

[39]李小芳，霍丽丽. 浅谈中老年前列腺增生的预防[J]. 山西预防医学杂志，2002(2)：229.

[40]李小民. 老年类风湿性关节炎患者血清 ECE-1、ET-1、TNF-α 和 PB-MC 中 Pgp 表达增强[J]. 细胞与分子免疫学杂志，2013，29(5)：538-539.

[41]李小鹰，贾雪莹. 老年人高血压十问(上)[J]. 中老年保健，2014(2)：12-13.

[42]林雪梅，全小明，庞秀霏，等. 快速康复外科理念在胃癌根治术后护理中的应用[J]. 护理研究，2015(05)：543-546.

[43]林言. 老年人如何应对类风湿性关节炎[J]. 人人健康医院：金色年华，2012(19)：30.

[44]刘维，王朝旭，吴沅皞. 260例类风湿关节炎患者中医证型聚类分析[J]. 中医杂志，2016，57(6)：508-511.

[45]刘文凤，段桂香，马雄英，等. 老年痴呆照料者情感负担与心理弹性的相关性分析[J]. 中国基层医药，2016，23(12)：1895-1898.

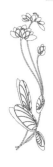

[46]柳高，楼婷，朱平，等．170例老年冠心病患者临床特点和治疗策略研究[J]．中华保健医学杂志，2011，13(06)：440-443．

[47]鲁金莹．社区老年前列腺增生患者的心理特点及护理对策[J]．包头医学，2012，36(02)：112-113．

[48]陆再英，钟南山．内科学[M]．7版．北京：人民卫生出版社，2008．

[49]罗一夫，何健，赵会晶，等．基于Apriori关联规则的脑卒中危险因素分析[J]．中国数字医学，2017(11)：85-88．

[50]吕厚山．现代人工关节外科学[M]．北京：人民卫生出版社，2006．

[51]马波．冠心病的一级预防及干预措施综述[J]．山西职工医学院学报，2016，26(03)：65-66．

[52]马冠生．专家解读——《中国糖尿病膳食指南(2017)》核心信息[J]．中国食物与营养，2017，23(7)：1-2．

[53]牟逊平，戢勇，郭晓山，等．新型髂骨骨折分型及临床应用[J]．实用骨科杂志，2013(1)：11-14．

[54]彭萍．肺癌治疗后的自我保健[N]．大众卫生报，2005-01-18．

[55]钱建锋，田润．复健及运动处方对双膝骨性关节炎患者非术侧关节的影响[J]．护士进修杂志，2015，30(23)：2161-2163．

[56]乔文辉，杨磊，李斌．不同术式对老年胃癌患者术后创伤及预后的影响[J]．中国老年学，2015(01)：23-25．

[57]乔园，汤荟冬．生活照护也是一种治疗[N]．新民晚报，2013-11-18．

[58]盛正和，黄艳霞，张剑飞，等．痰湿型慢性支气管炎的流行病学调查[J]．广西中医药，2016，39(03)：70-73．

[59]施思，黄洁，缪江伟．健康回访家庭护理指导对前列腺增生患者术后康复的影响[J]．现代实用医学，2015，27(9)：1213-1214．

[60]石莹．老年白内障患者手术前后的护理[J]．中外医疗，2010，29(23)：39-40．

[61]宋秀玲，王晔．高血压的预防与控制[J]．华南预防医学，2015，41(3)：287-290．

[62]宋志萍．慢性支气管炎患者实施临床护理路径的效果观察[J]．基层医学论坛，2014，18(36)：4983-4984．

[63]苏严琳，陈丽娜，杨承健．循证护理对老年冠心病患者负性情感及日常行为的影响[J]．心血管康复医学杂志，2017，26(3)：338-342．

[64]孙廉．老年痴呆关键是预防[J]．开卷有益：求医问药，2015(12)：22-23．

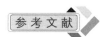
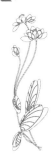

[65]汤金城，蔡鸿敏，常守亚，等. 骶骨骨折的髂骨摇摆复位法[J]. 医学理论与实践，2013，(9)：1180-1181.

[66]唐修英. 对慢性支气管炎患者进行护理及健康教育的效果观察[J]. 当代医药论丛，2014，12(13)：129-130.

[67]汪迎. 高血压病人的护理[J]. 饮食保健，2015(7)：132-133.

[68]王明辉. 老年性白内障六宜六忌[J]. 家庭医学月刊，2008(2)：18-18.

[69]王文静. 关注肺癌：早期发现与预防是关键[J]. 世界科学，2008(5)：27-28.

[70]王文沛. 白内障认识误区123[J]. 家庭用药，2012(5)：75.

[71]韦秀霞，彭剑英，张秀伟. 关怀性触摸对失能老年人抑郁症状的干预效果[J]. 解放军护理杂志，2016(16)：52-55.

[72]魏庆焰. 老年性白内障的危险因素及防治措施[J]. 中国初级卫生保健，2007，21(4)：70-71.

[73]吴建霞，郭秀君，杨复君，等. 脑卒中患者生活方式及健康教育的研究进展[J]. 中华现代护理杂志，2011，17(34)：4223-4225.

[74]吴静. 九项措施帮您预防老年白内障[J]. 长寿，2010(1)：20-20.

[75]吴楠. 中国城市老年科门诊良性前列腺增生（BPH）症患者诊断治疗现状及就诊意愿研究[D]. 长沙：中南大学，2010.

[76]吴勋. 老年类风湿性关节炎临床诊治分析[J]. 中国高等医学教育，2016(01)：135-137.

[77]谢艳红. 浅谈高血压护理的体会[J]. 按摩与康复医学，2012，3(31)：76-77.

[78]徐素华，孙业安，吴汉玉. 抚触对缓解椎间盘激光汽化术中患者疼痛的作用[J]. 中华护理杂志，2009，44(8)：750-751.

[79]鄢春颖. 糖尿病并发症的临床护理干预对策及健康教育分析[J]. 医药与保健，2015(10)：152-153.

[80]严君. 走出治疗消化性溃疡的五大误区[J]. 解放军健康，2010(6)：12-12.

[81]颜乾麟，许佳年. 高血压[M]. 上海：上海科学普及出版社，2004.

[82]杨力，王新华，齐敏. 饮食教育在消化性溃疡患者治疗中的作用[J]. 中华现代内科杂志，2006，3(1)：117.

[83]杨琳莉. 骨盆骨折患者的术后护理[J]. 护理实践与研究，2015，10(7)：48-49.

[84]杨亚红. 骨盆骨折患者的护理措施[J]. 中外健康文摘，2012(50)：

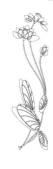

297-298.

[85]元建华. 胃癌防治三误区[N]. 家庭医生报，2007-12-24.

[86]苑雨，陈红静. 高血压患者常见几大护理误区[J]. 世界最新医学信息文摘（连续型电子期刊），2016，16（27）：212-212，214.

[87]张丽. 浅谈肺癌围手术期护理的体会[J]. 中外医学研究，2010，08（17）：121-121.

[88]张玲. 慢性支气管炎的社区预防及健康教育[J]. 大家健康，2015（1）：264-265.

[89]张秀伟，沈旭慧，韩江余，等. 特殊老年人护理人文关怀疗愈模式的建立与应用[J]. 中国实用护理杂志，2015（5）：318-322.

[90]张秀伟，刘丽军，张红. 护生"关怀感知"品质的早期培养[J]. 护理研究，2011，25（28）：2617-2620.

[91]张秀伟. 我国长期照护的专业问题与发展对策[J]. 中国老年学，2012，32（08）：1770-1772.

[92]赵宝印. 膝关节骨性关节炎患者的心理护理及社区健康教育[J]. 中国卫生产业，2015，12（21）：152-154.

[93]赵红梅. 探讨78例骨盆骨折患者的临床护理措施[J]. 赤峰学院学报（自然科学版），2015，31（06）：169-170.

[94]赵君. 糖尿病老人血糖"宁高勿低"[N]. 医药养生保健报，2009-4-27.

[95]中国防治认知功能障碍专家共识专家组. 中国防治认知功能障碍专家共识[J]. 中华内科杂志，2006，45（2）：11-14.

[96]中华消化杂志编委会. 消化性溃疡诊断与治疗规范（2016年，西安）[J]. 中华消化杂志，2016，（8）：508-513.

[97]钟勤. 社会发展对医院健康教育的需求[J]. 中华护理杂志，2007，35（6）：364-365.

[98]周海燕. 脑卒中征兆：记住"FAST"[J]. 康复，2015（3）：16.

[99]周谋望，岳寿伟，等.《骨关节炎的康复治疗》专家共识[J]. 中华物理医学与康复杂志，2012，34（12）：951-953.

[100]朱大权. 糖尿病病人的饮食治疗[J]. 全科护理，2008，6（13）：1161-1162.

[101]左婷婷，郑荣寿，曾红梅，等. 中国胃癌流行病学现状[J]. 中国肿瘤临床，2017，44（1）：52-58.